中医歌诀白话解丛书

金匮方歌括

白话解

（第二版）

总主编　郭　栋　乔明琦

编　著　吕翠霞　蔡　群

中国健康传媒集团

中国医药科技出版社

U0741568

内容提要

　　本书以《金匮方歌括》歌诀原文为依据，列有仲景方药原文做对比，对歌诀中的难字难词加以注释校勘、对每首歌诀进行白话串解，详细阐述歌诀中所蕴涵的仲景方剂的功效、配伍意义、适应病证、使用注意等，个别重要问题及难点加按语另作阐发，最后又附名家临床应用，以使内容上理论联系实际。藉此达到正确全面理解《金匮方歌括》内涵，提高诵读记忆歌诀兴趣，继之临床上能更好地用好用活仲景方剂之目的。

　　本书对《金匮方歌括》原义阐释详尽，文笔通俗易懂，是广大中医药爱好者和大中专院校师生学习仲景著作的入门之作。

图书在版编目（CIP）数据

　　金匮方歌括白话解/吕翠霞，蔡群编著 . —2 版 . —北京：中国医药科技出版社，2016.2

　　（中医歌诀白话解丛书/郭栋，乔明琦主编）

　　ISBN 978 - 7 - 5067 - 8082 - 7

　　Ⅰ.①金…　Ⅱ.①吕…　②蔡…　Ⅲ.①《金匮方歌括》 – 译文　Ⅳ.①R222.37

　　中国版本图书馆 CIP 数据核字（2015）第 315658 号

美术编辑　陈君杞
版式设计　郭小平

出版　　**中国健康传媒集团** | 中国医药科技出版社
地址　　北京市海淀区文慧园北路甲 22 号
邮编　　100082
电话　　发行：010 - 62227427　邮购：010 - 62236938
网址　　www.cmstp.com
规格　　880×1230mm ½₃₂
印张　　8⅞
字数　　176 千字
初版　　2012 年 6 月第 1 版
版次　　2016 年 2 月第 2 版
印次　　2019 年 7 月第 3 次印刷
印刷　　三河市百盛印装有限公司
经销　　全国各地新华书店
书号　　ISBN 978 - 7 - 5067 - 8082 - 7
定价　　**19.80 元**

获取新书信息、投稿、为图书纠错，请扫码联系我们。

再版前言

    《金匮方歌括》是清代陈修园编著的一本中医普及读物。本书将《金匮方歌括》一书之方剂、主治、药用剂量和煮服法等，用诗歌的形式加以概括，言简意赅，便于记诵，并附方解。由于原书为古文所写，对现代初学中医的人来说，还有不易理解之处。为此，山东中医药大学中医学院的学科带头人与专业骨干一起，对原书逐字逐句地加以注释和白话解。注释简明扼要，白话解通俗易懂，以期让读者能更便利地了解原文的精髓。对学习和理解原书起到非常重要的辅助作用。

    本书自 2012 年上市之后，深受读者的欢迎，经多次重印，仍供不应求，是大中专院校师生必备的简明中医实用读物。

    本次修订，在初版的基础上，进一步完善白话解的内容，力求译文更加准确，更能反映原文的主旨。同时，为了提升读者的阅读感受，本次修订在装帧和纸张的选择上做了全新的设计。经过这些细节的打磨，本书更加实用，易学易记，可供中医爱好者、中医院校师生及中医临床工作者学习使用。

编　者

2016 年 1 月

前　言

清代医家陈修园（1753～1826 年），依据东汉医家张仲景所著《伤寒杂病论》中的杂病部分——中医四大经典之一的《金匮要略方论》（以下简称《金匮》），以其书前 22 篇（共 25 篇）内容中的 205 首方为蓝本，编写了《金匮方歌括》。

《金匮方歌括》将《金匮》诸方的方剂主治、药物剂量和煎服方法等内容，用歌赋形式简明扼要地进行了总结性表述，近 200 年来，对学习把握仲景杂病治方、普及仲景学说、便于临床应用和初学者记诵，起到了很好的指导作用。

虽然就《金匮方歌括》文字本身而言，其表达直白、通俗易懂。但歌括中所描述的该方的适应病证、病机要点、药物之间的配伍关系、使用注意等等内容，很难一并囊括，对学习使用《金匮》方仍然困难不小，本着弘扬中医经典、普及经方学习及应用为出发点，由山东中医药大学金匮和医古文教研室教授，以上海科技出版社 1963 年版《金匮方歌括》为蓝本，参阅了邓珍本《金匮》，对《金匮方歌括》进行整理和研究，予以原文点校、词语注释、适应病证及方药阐发，写成了这本《金匮方歌括白话解》，希望能达到述其要、释其难、详其用的目的。

本书以《金匮方歌括》为纲，列有【歌括】【仲景方药原文】【注释】【白话解】【药物组成】【功效】【方药分析】【使用注意】【适应证】【按语】等，力图深入浅出，通晓易懂，简约实用。

因《金匮》是《伤寒论》的姊妹篇，陈修园在《长沙方歌括》中已列的歌括，《金匮方歌括》一般不再出方歌及阐释，仅注有出处，如有方同适应病证不同的现象，在方后列【按语】项补充说明其异同，并在【适应病证】项列述所有《伤寒论》《金匮》以及后世名家应用情况，以方便学习及临床检阅。《金匮》每篇的篇后附方，凡陈修园编有方歌者，一一诠解，以求完备。

【仲景方药原文】中所列仲景方药之剂量均为汉代度量衡单位，如容量单位斛、斗、升、合、方寸匕，重量单位斤、两、铢等，或宋代剂量单位，如分，均为古制。汉代及宋代的度量衡进制为 1 斤＝十六两，一两＝四分，1 分＝6 铢，1 斛＝10 斗＝100 升＝1000 合，1 方寸匕为边长为 1 寸的正方体小匙，以不落为度。书中常用剂量与现代度量衡的换算关系为 1 两（汉代）≈15.625 克（约 15 克）（现代），1 升（汉代）≈198 毫升（现代），1 尺（汉代）≈23 厘米（现代）。学习者可参考以上进行换算，还可参考当代医家的药物用量。

【注释】列有字词注音解释。凡歌诀中的异体字、古今字、通假字，均出注解。个别古字，今已少用者改以今字。需校勘者也列此项中。

【白话解】在串解歌括的同时，解释个中原委，力求能更好地阐释仲景原意及学术思想。

【适应病证】所列病证主要是仲景应用该方的原文，除收载该方在《金匮》中的原文，还录入该方在《伤寒论》中的相关原文，以便于总结与比较。另外，收载了历代名家应用该方的情况，以拓展视野。限于篇幅，现代应用尚需读者另外参阅当代文献。

本书的编写是在全体人员的通力合作下完成的。吕翠霞、蔡群教授主编，宋容强医师协编。感谢研究生鹿秀玲、孙华敏、刘磊明、张建卫同学对此书编写的大力支持和帮助。限于我们的水平和时间仓促，不妥之处，敬祈同道指正。

编　者

2012 年 3 月

目录

卷 一

痉湿暍病方

栝楼桂枝汤

【歌括】

太阳痉备脉（反）沉迟，身体几几①欲痉时。

三两楼根姜桂芍，二甘十二枣枚宜。

【仲景方药原文】栝楼根二两　桂枝　生姜（切）　芍药各三两　甘草二两（炙）　大枣十二枚（擘）

上六味，以水九升，煮取三升，分温三服，取微汗。汗不出，食顷，啜热粥发之。

【注释】

①几几：本指小鸟羽毛未盛，伸颈欲飞复不能飞的样子。在此形容颈项强急，俯仰不能自如的样子。

【白话解】本方治疗柔痉。患者出现头痛、身热、汗出等太阳表虚证，但脉不浮反见沉迟，同时伴有项背强直，全身筋脉拘紧不舒，此为中风表虚所致的柔痉病，方用解肌祛邪，柔筋缓急的栝楼桂枝汤治疗。本方组成有栝楼根二两、生姜、桂枝、芍药各三两，甘草二两，大枣十二枚。

【**药物组成**】 栝楼根二两　桂枝　芍药　生姜　大枣
甘草

【**功效**】 解肌祛邪，滋阴缓急。

【**方药分析**】 本方栝楼根为主药，滋阴以舒筋脉之拘急；
桂枝、甘草辛甘化阳以实卫，芍药、甘草酸甘化阴以和营，生
姜、大枣助桂枝、芍药调和营卫。诸药合用，表邪得解，筋脉
得养，表里两解，则痉病不发。

【**适应证**】

1. 治疗柔痉

（1）太阳病，其证备，身体强，几几然，脉反沉迟，此为
痉，栝楼桂枝汤主之。（《金匮要略·痉湿暍病》）

（2）治柔痉，身体强几几然，脉反沉迟，自汗。（《三因
极一病证方论》）

2. 治桂枝汤证而渴者。（《方极》）

葛根汤

【**歌括**】

（歌见《长沙方歌括》）。

【**适应证**】

1. 外感风寒所致的下利：太阳与阳明合病者，必自下利，
葛根汤主之。（《伤寒论》32 条）

2. 风寒表实兼筋脉不利：太阳病，项背强几几，无汗恶
风，葛根汤主之。（《伤寒论》31 条）

3. 治疗刚痉：太阳病，无汗而小便反少，气上冲胸，口噤
不得语，欲作刚痉者。（《金匮要略·痉湿暍病》）

4. 治小儿麻疹初起：恶寒发热，头项强痛，无汗，脉浮

数。(《类聚方广义》)

【按语】本方在《金匮要略》治疗刚痉。太阳病表闭无汗致里气不畅而气上冲胸、小便反少。小便反少也可由体内阴液不足所致。邪滞经络会出现口噤不得语，这是发痉预兆。本病风寒闭表，筋脉拘急。病位在表与筋脉，筋脉以津为贵，恐麻黄汤太峻，故用桂枝汤减量加麻黄发散风寒，加葛根升津舒筋。

本方在《伤寒论》中还治疗太阳伤寒表实证兼项背强几几。项背强几几是由风寒之邪客于经输，致使经气不利而致。用葛根汤发汗解表，升津舒经。

大承气汤

【歌括】

(歌见《长沙方歌括》)。

【适应证】

1. 阳明热盛致痉：痉为病，胸满口噤，卧不着席，脚挛急，必龀齿，可予大承气汤。(《金匮要略·痉湿暍病》)

2. 治疗二阳并病

(1) 二阳并病，太阳证罢，但发潮热，手足漐漐汗出，大便难而谵语者，下之则愈，宜大承气汤。(《伤寒论》220条)

(2) 阳明少阳合病，必下利，其脉不负者，为顺也。负者，失也，互相克贼，名为负也。脉滑而数者，有宿食也，当下之，宜大承气汤。(《伤寒论》256条)

(3) 汗汗一作卧出谵语者，以有燥屎在胃中，此为风也。须下者，过经乃可下之。下之若早，语言必乱，以表虚里实故

也。下之愈，宜大承气汤。(《伤寒论》217 条)

3. 治疗燥屎内结

（1）阳明病，谵语有潮热，反不能食者，胃中必有燥屎五六枚也；若能食者，但硬耳。宜大承气汤下之。(《伤寒论》215 条)

（2）阳明病，下之，心中懊憹而烦，胃中有燥屎者，可攻。腹微满，初头硬，后必溏，不可攻之。若有燥屎者，宜大承气汤。(《伤寒论》238 条)

（3）病人不大便五六日，绕脐痛，烦躁，发作有时者，此有燥屎，故使不大便也。(《伤寒论》239 条)

（4）大下后，六七日不大便，烦不解，腹满痛者，此有燥屎也。所以然者，本有宿食故也，宜大承气汤。(《伤寒论》241 条)

（5）病人小便不利，大便乍难乍易，时有微热，喘冒不能卧也，有燥屎也，宜大承气汤。(《伤寒论》242 条)

（6）阳明病，潮热，大便微硬者，可与大承气汤，不硬者，不可与之。若不大便六七日，恐有燥屎，欲知之法，少与小承气汤，汤入腹中，转矢气者，此有燥屎也，乃可攻之。若不转矢气者，此但初头硬后必溏，不可攻之。攻之必胀满不能食也。欲饮水者，与水则哕。其后发热者，必大便复硬而少也，以小承气汤和之。不转矢气者，慎不可攻也。(《伤寒论》209 条)

（7）阳明病，脉迟，虽汗出不恶寒者，其身必重，短气，腹满而喘，有潮热者，此外欲解，可攻里也，手足濈然汗出者，此大便已硬也，大承气汤主之。若汗多，微发热恶寒者，外未解也，其热不潮，未可与承气汤。若腹大满不通者，可与

4

小承气汤，微和胃气，勿令至大泄下。（《伤寒论》208 条）

（8）得病二三日，脉弱，无太阳柴胡证，烦躁，心下硬。至四五日，虽能食，以小承气汤，少少与，微和之，令小安。至六日，与承气汤一升。若不大便六七日，小便少者，虽不受食，但初头硬，后必溏，未定成硬，攻之必溏。须小便利，屎定硬，乃可攻之，宜大承气汤。（《伤寒论》251 条）

4. 治疗阳明急下证

（1）伤寒六七日，目中不了了，睛不和，无表里证，大便难，身微热者，此为实也，急下之，宜大承气汤。（《伤寒论》252 条）

（2）阳明病，发热汗多者，急下之，宜大承气汤。（《伤寒论》253 条）

（3）发汗不解，腹满痛者，急下之，宜大承气汤。（《伤寒论》254 条）

（4）伤寒若吐、若下后不解，不大便五六日，上至十余日，日晡所发潮热，不恶寒，独语如见鬼状。若剧者，发则不识人，循衣摸床，惕而不安，微喘直视，脉弦者生，涩者死。微者，但发热谵语者，大承气汤主之。若一服利，则止后服。（《伤寒论》212 条）

5. 治疗阳明腹实腹胀满

（1）腹满不减，减不足言，当下之，宜大承气汤。（《伤寒论》255 条）

（2）病解能食，七八日更发热者，此为胃实，大承气汤主之。（《金匮要略·妇人产后病》）

（3）产后七八日，无太阳证，少腹坚痛，此恶露不尽。不大便，烦躁发热，切脉微实，再倍发热，日晡时烦躁者，不

食，食则谵语，至夜即愈，宜大承气汤主之。热在里，结在膀胱也。（《金匮要略·妇人产后病》）

6. 治疗宿食证

（1）问曰：人病有宿食，何以别之？师曰：寸口脉浮而大，按之反涩，尺中亦微而涩，故知有宿食，大承气汤主之。（《金匮要略·腹满寒疝宿食病》）

（2）脉数而滑者，实也，此有宿食，下之愈，宜大承气汤。（《金匮要略·腹满寒疝宿食病》）

7. 治疗实热下利

（1）下利不饮食者，有宿食也，当下之，宜大承气汤。（《金匮要略·腹满寒疝宿食病》）

（2）下利，脉迟而滑者，实也，利去欲止，急下之，宜大承气汤。（《金匮要略·呕吐哕下利病》）

（3）下利，脉反滑者，当有所去，下乃愈，宜大承气汤。（《金匮要略·呕吐哕下利病》）

（4）下利已差，至其年月日时复发者，以病不尽故也，当下之，宜大承气汤。（《金匮要略·呕吐哕下利病》）

【按语】大承气汤方在《伤寒论》与《金匮要略》所治不尽相同。《伤寒论》中治疗阳明腑实、燥屎内结，阳明病热极阴液将竭证外，在《金匮要略》治疗痉病属热盛阴亏急下存阴者，治疗宿食病攻下，治疗实热下利之用等，当相互参照。

麻黄加术汤

【歌括】

烦疼湿气裹寒中，发汗为宜忌火攻①。

莫讶麻黄汤走表，术加四两里相融。

【仲景方药原文】麻黄三两（去节）　　桂枝二两（去皮）　　甘草一两（炙）　　杏仁七十个（去皮尖）　　白术四两

上五味，以水九升，先煮麻黄，减二升，去上沫，纳诸药，煮取二升半，去滓，温取八合，覆取微似汗。

【注释】①火攻：是指艾灸、温针、火熏等法，这是古代常用的发汗方法。

【白话解】本方治疗寒湿在表。因寒湿困阻，故身体疼痛剧烈而烦。表邪则宜汗解，但湿邪不宜大汗，更忌火攻强汗。因为一怕大汗淋漓，风去湿不去，病必不除。二怕火热内攻与湿相合，湿热郁蒸，引起发黄、衄血之便。故虽用麻黄汤发表峻汗可致大汗，但加白术四两，白术其性偏守，既可止汗，又可祛除湿邪。两者相合表里兼顾，发汗而不峻汗。

【药物组成】麻黄　桂枝　甘草　杏仁　白术

【功效】发汗散寒，祛风除湿，温经止痛。

【方药分析】本方治疗寒湿在表的风湿病。方中之麻黄汤可发汗散寒，温通经脉止痛。白术，《神农本草经》说：术主风寒湿痹与止汗。一防麻黄汤过汗，二可祛除肌腠湿邪。喻嘉言说得好：麻黄得术虽发汗而不致多汗，术得麻黄可并行表里之湿，下趋水道。仲景时代苍、白术不分，直至南北朝《本经集注》才有苍术、白术之别。因苍术味偏辛，去湿力较强；白术其味偏甘，功效健脾为胜。本方可苍术、白术并用，效果更佳。

【使用注意】煎药注意麻黄去节，先煮，去上沫，防其过于升散，致大汗，与本病不利。沫能令人烦，故去上沫。服药后忌大汗淋漓，应覆取微似汗。

【适应证】

1. 寒湿在表的风湿病

（1）湿家身烦疼，可与麻黄加术汤发其汗为宜，慎不可火攻之。（《金匮要略·痉湿暍病》）

（2）治寒湿，身体烦疼，无汗恶寒发热者。（《三因极一病证方论》）

2. 寒湿在表的水肿病证：治疗麻黄汤证而一身浮肿，小便不利者。（《类聚方广义》）

麻黄杏仁薏苡甘草汤

【歌括】

> 风湿身疼日晡时①，当风取冷病之基。
>
> 薏麻半两十枚杏，炙草扶中一两宜。

【仲景方药原文】麻黄（去节）半两（汤泡）　甘草一两（炙）
薏苡仁半两　杏仁十个（去皮尖，炒）

上到麻豆大，每服四钱匕，水盏半，煮八分，去滓，温服。有微汗，避风。

【注释】①日晡时：即申时，指下午三点至五点。阳明经旺于申时。

【白话解】本方治疗风湿在表，有化热倾向者。风湿在表故一身尽疼，但痛不如寒湿之痛重，其痛轻掣不可屈伸；表证有入里化热化燥趋势，故发热在阳明，日晡所时热势加剧。风湿病的起因为汗出腠理疏松，风邪乘虚而入。风邪侵袭，扰乱了机体正常的排汗过程，汗出不畅，离经之汗不得外出，遂留于肌腠而为湿。风湿在表，宜汗解，用麻黄半两、杏仁十枚；里有化热，则宜清透，用薏苡仁半两；炙甘草一两益脾和诸药。

【药物组成】麻黄　甘草　薏苡仁　杏仁

【功效】轻清宣化，祛风除湿。

【方药分析】麻黄、杏仁、甘草，宣散在表之风湿，而不致过汗；薏苡仁偏于凉散，一可清热，二可监制麻黄之热，三透散湿邪于表。轻清宣化，一体现在麻黄仅半两、无桂枝，配杏仁、甘草，宣散风湿于表。二用散剂，令微汗，风湿俱去。

【适应证】

1. 治疗风湿在表，有化热倾向者

（1）病者一身尽疼，发热，日晡所剧者，名风湿。此病伤于汗出当风，或久伤取冷所致也。可与麻黄杏仁薏苡甘草汤。（《金匮要略·痉湿暍病》）

（2）风湿日晡发热者，薏苡汤（即本方）主之。（《全生指迷方》）

2. 疮痈肿毒：凡下部毒肿之证（水肿）用麻黄杏仁薏苡甘草汤，屡有奇效。（《汉药神效方》）

防己黄芪汤

【歌括】

> 身重脉浮汗恶风，七钱半术五甘通，
> 己芪一两磨分服，四片生姜一枣充。

【加减歌曰】

> 喘者再入五钱麻，胃不和分芍药加，
> 三分分字去声读，七钱五分今不瘥，
> 寒取细辛气冲桂，俱照三分效可夸。
> 服后如虫行皮里，腰下如冰取被遮，
> 遮绕腰温得微汗，伊岐密法阐长沙。

【仲景方药原文】防己一两　甘草半两（炒）　白术七钱半

黄芪一两一分（去芦）

上剉麻豆大，每抄五钱匕，生姜四片，大枣一枚，水盏半，煎八分，去滓，温服，良久再服。喘者，加麻黄半两；胃中不和者，加芍药三分；气上冲者，加桂枝三分；下有陈寒者，加细辛三分。服后当如虫行皮中，从腰下如冰，后坐被上，又以一被绕腰以下，温令微汗，差。

【白话解】本方治疗风湿表虚证。风湿在表，湿性重浊，故脉浮身重；卫表不固，肌腠疏松，故汗出恶风。证候风湿表气虚，故用益气发汗法，方中炙甘草半两、白术七钱半、防己一两、黄芪一两一分、生姜四片、大枣一枚。

湿病缠绵，病程较长，多有兼夹。兼有气喘，加麻黄宣肺平喘；兼胃中不和，加芍药通脾络，和胃解痉。《本经》"芍药，味苦平，主邪气，腹痛，除血痹，破坚及寒热、疝瘕，止痛，利小便"；兼气上冲者，加桂枝通心阳，平冲下气；兼下有陈寒者，加细辛温通经脉，散沉寒痼冷。

"服后当如虫行皮中"，是药后反应，是卫阳振奋，湿从下行，风湿欲解之征。服药护理，强调"坐被上"，"又以一被绕腰以下"，旨在助之以温，远之以寒，配合药物使微微汗出而病愈。病人治疗前已有自汗，这是表虚不固的病理性自汗，这种自汗不能祛邪外出；而服药后的微汗是治疗性发汗，这种药物作用所致的发汗是一种治疗手段，是基于益气助阳，调和营卫之上，使卫气振奋而祛邪外出。余先君注有《长沙歌括》，议论甚详，毋庸再赘。

【药物组成】防己　甘草　白术　黄芪

【功效】益气除湿。

【方药分析】本方证虽属于风湿，但表气已虚，故不用麻黄以发汗，而用黄芪益气固表，除湿，托邪于表。防己，辛苦寒，泄湿除痹，通行经络，且可宣肺散风；白术，《本经》云：术主风寒湿痹死肌。以其除肌腠之风湿；甘草、生姜、大枣调和营卫。

【使用注意】服药护理：①强调"坐被上"，"又以一被绕腰以下"，配合药物使微微汗出而病愈。②饮热粥、温覆，令微微发汗，风湿俱去。

药后反应："当如虫行皮中"感觉，是卫阳振奋，湿从下行，风湿欲解之征。

【适应证】

1. 治疗风湿表虚证

（1）风湿，脉浮、身重、汗出恶风者，防己黄芪汤主之。（《金匮要略·痉湿暍病》）

（2）治风湿相搏，客在皮肤，一身尽重，四肢少力，关节疼痛，时自汗出，洒淅恶风，不欲去衣，及治风冷客搏，腰部浮肿，上轻下重，不能屈伸。（《太平惠民和剂局方》）

（3）治风湿相搏，关节沉痛，微肿恶风。（《本草纲目》）

2. 治疗诸风诸湿，麻木身痛。（《医方集解》）

桂枝附子汤

（见《长沙方歌括》）。

白术附子汤

（见《长沙方歌括》）。

甘草附子汤

（歌见《长沙方歌括》）。

【按语】 以上风湿三方所治与《伤寒论》同。桂枝附子汤、白术附子汤、甘草附子汤三方，均治风湿痹证兼阳虚者。桂枝附子汤是表阳虚，风寒湿痹，且风气偏盛，三方中附子用量最大，目的在于配合桂枝温经助阳，祛风除湿；白术附子汤是表阳虚，湿邪滞留肌表，三方中附子用量最小，目的是配合白术助阳，且重在祛肌表湿邪；甘草附子汤是表里阳气俱虚，寒湿偏盛，用附子配合甘草重点在于缓急止痛，用桂枝、白术、附子温经散寒除湿。

白虎加人参汤

（歌见《长沙方歌括》）。

【适应证】

1. 治疗外感暑邪的太阳病：太阳中热者，暍是也。汗出恶寒，身热而渴者。（《金匮要略·痉湿暍病》）

2. 治疗阳明热盛阴伤者

（1）服桂枝汤，大汗出后，大烦渴不解，脉洪大者，白虎加人参汤主之。（《伤寒论》26条）

（2）伤寒若吐若下后，七八日不解，热结在里，表里俱热，时时恶风，大渴，舌上干燥而烦。欲饮水数升者，白虎加人参汤主之。（《伤寒论》168条）

（3）伤寒无大热，口燥渴，心烦，背微恶寒者，白虎加人参汤主之。（《伤寒论》169条）

（4）若渴欲饮水，口干舌燥者，白虎加人参汤主之。（《伤寒论》222条）

（5）伤寒脉浮，发热无汗，其表不解，不可与白虎汤。渴欲饮水，无表证者，白虎加人参汤主之。（《伤寒论》170条）

3. 治疗消渴病属肺胃热盛者：渴欲饮水，口干舌燥者，白虎加人参汤主之。（《金匮要略·消渴小便不利病》）

【按语】 白虎加人参汤之用《伤寒论》和《金匮要略》不尽相同。《伤寒论》主治阳明热盛阴伤证，《金匮要略·痉湿暍病》治疗伤暑热盛证，《金匮要略·消渴小便不利病》治疗消渴病属肺胃热盛者。

一物瓜蒂汤

【歌括】

> 暍病①阴阳认要真，热疼身重得其因。
>
> 暑为湿恋名阴暑，二十甜瓜蒂可珍。

【仲景方药原文】瓜蒂二十个

上剉，以水一升，煮取五合，去滓，顿服。

【注释】①暍（yē）病：暍，《说文》："伤暑也"。属外感伤暑的范畴。

【白话解】暍病，即夏季感受暑邪而得的外感病。因有热重和湿重的不同，而有阴暑阳暑之别。临证可以从身热疼重症状判断其病因，阳暑热伤气阴为主，阴暑湿困阳郁为主，应辨证清楚。暑热被湿邪所困，名为阴暑，热为湿困则身热不扬，湿盛则疼重，湿邪伤阳则脉微弱。当攻所合之邪，治以祛湿散水，用一物瓜蒂汤。

【药物组成】瓜蒂

【功效】涌吐水邪。

【方药分析】瓜蒂，《本经》"主大水，身面四肢浮肿"。本证以身体疼重为主，疼重是由于水湿偏盛，用瓜蒂逐散皮间水气，水气去则暑热无所依，而病自解。

【使用注意】瓜蒂味苦，性升催吐，易致过吐伤正，故体弱者用时注意监护，药量从小量开始，逐渐加量，中病即止。

【适应证】

1. 治疗伤暑偏寒湿者：太阳中暍，身热疼重而脉微弱，此以复月伤冷水，水行皮中所致也。（《金匮要略·痉湿暍病》）

2. 治疗疟疾痰盛者：疟疾寒热，瓜蒂二枚，水半盏，浸一宿，顿服取吐愈。（《备急千金要方》）

3. 治疗狂症有痰者：发狂欲走，瓜蒂末井水调服一钱，取吐即愈。（《圣惠方》）

4. 治疗头中寒湿：治湿家，头中寒湿，头痛鼻塞而烦者，瓜蒂末，口含水，一字入鼻中，出黄水。（《类证活人书》）

百合狐惑阴阳毒方

百合知母汤

【歌括】

> 病非应汗汗伤阴，知母当遵三两箴[①]。
>
> 渍去沫涎七百合，别煎泉水是金针。

【仲景方药原文】百合七枚（擘）　知母三两（切）

上先以水洗百合，渍一宿，当白沫出，去其水，更以泉水二升，煎取一升，去滓；别以泉水二升煎知母，取一升，去滓，后合和煎，取一升五合，分温再服。

【注释】①箴（zhēn）：劝告，劝诫。

【白话解】本方治疗百合病误汗伤阴者。百合病是因为情志不遂郁而化火，或热病之后余热未清，致心肺阴虚内热，以精神恍惚不定，饮食行为异常，以口苦、小便赤、脉象微数为主要临床表现的疾病。百合病的正治法应为滋阴清热，方用百合地黄汤。治疗不应用汗法，若将"如寒不寒，如热无热"的表现误认为表证，而误用汗法，则必使阴液更伤，燥热更甚。治疗汗后阴液更伤的百合病，应用补虚清热、养阴润燥之剂来补救，方用百合知母汤。应遵仲景法煎百合知母汤，即百合七枚浸渍去沫，再用泉水分别煎百合及知母三两，去渣，两药合和后再煎。其中用泉水很关键，其可以下热气，利小便。

【药物组成】百合　知母

【功效】补虚清热、养阴润燥。

【方药分析】百合，润肺清心，益气安神；知母，清热生津，除烦润燥。该方的溶剂泉水特殊，古本草认为其具有益五脏，清肺胃，下热气，利小便功效。三者共起补虚、清热、养阴作用。

【使用注意】百合知母汤煎法有特殊意义，仲景称之为合和后煎，即分别用泉水煎百合及知母，去渣，两药相合后再煎，这种煎法古时认为有调和阴阳的作用。

【适应证】

1. 治疗百合病阴虚内热者：百合病发汗后者，百合知母汤主之。（《金匮要略·百合狐惑阴阳毒病》）

2. 治疗肺虚久咳：久咳之人，肺气必虚，虚则宜敛，百合甘敛甚于五味之酸收也。（《本草从新》）

百合滑石代赭石汤

【歌括】

不应议下下之差①，既下还当竭旧邪。

百合七枚赭弹大，滑须三两效堪夸。

【仲景方药原文】百合七枚（擘）　滑石三两（碎，绵裹）　代赭石如弹丸大一枚（碎，绵裹）

上先以水洗百合，渍一宿，当白沫出，去其水，更以泉水二升，煎取一升，去滓；别以泉水二升煎滑石、代赭，取一升，去滓，后合和重煎，取一升五合，分温服。

【注释】①差：异体字，同"瘥"，病愈之意。

【白话解】本方治疗百合病邪热入里者。百合病为虚热之证，并无里实，不应当用下法，所谓"下之后者"，是误把"意欲食复不能食"之症，视为邪热入里的实证而用攻下法，下后可以产生两种变证：其一，下后津液耗伤，内热加重，表现为小便短赤而涩。其二，泻下药多为苦寒之品，下后伤其胃气，致胃气上逆而致呕吐、呃逆等症。故治疗这两种变证，应继续养阴清热，用百合、泉水，加滑石清里热，引热下行；和胃降逆用代赭石，如此标本兼治，祛邪扶正。

【药物组成】百合　滑石　代赭石

【功效】养阴清热，和胃降逆。

【方药分析】百合清润心肺，养阴；滑石清热利尿，引热下行，使入里之热从小便而走；代赭石降逆和胃止呕；泉水引热下行。

【适应证】治疗百合病邪热入里者：百合病下之后者，滑石代赭汤主之。（《金匮要略·百合狐惑阴阳毒病》）

百合鸡子黄汤

【歌括】

> 不应议吐吐伤中，必仗阴精上奉功。
> 百合七枚洗去沫，鸡黄后入搅浑融。

【仲景方药原文】百合七枚（擘）　鸡子黄一枚

上先以水洗百合，渍一宿，当白沫出，去其水，更以泉水二升，煎取一升，去滓，纳鸡子黄，搅匀，煎五分，温服。

【白话解】本方治疗百合病阴虚燥热者。百合病不应使用吐法，但百合病有"不用闻食臭"的症状。若把这种症状误认为有宿食或痰涎壅滞上脘而用吐法，则不仅损伤脾胃之阴，而且扰乱肺胃的和降之气，阴愈伤则燥热愈增，必然会引起虚烦不安，胃中不和等症。治疗应滋养肺胃，清热除烦。方用百合鸡子黄汤。方中百合七枚，水洗去沫，用泉水煎煮，然后加入鸡子黄一枚，搅匀即可。

【药物组成】百合　鸡子黄

【功效】滋养肺胃，清热除烦。

【方药分析】百合养阴清热；鸡子黄，《纲目》曰"鸡子黄，甘、温、无毒，气味俱厚，阴中之阴，故能补形，昔人谓其与阿胶同功，正此意也。其治呕逆诸疮，则取其除热引虫而已"。《长沙药解》谓其"补脾精而益胃液，止泻利而断呕吐"，故鸡子黄可补脾胃阴精之虚损，清胃热，止呕吐；泉水泄热。则阴复胃和，虚烦之证自愈。

【使用注意】鸡子黄后入，搅匀，五分熟为宜。

【适应证】百合病吐之后者，用后方主之。（《金匮要略·百合狐惑阴阳毒病》）

百合地黄汤

【歌括】

不经汗下吐诸伤，形但如初守太阳。

地汁一升百合七，阴柔最是化阳刚。

【仲景方药原文】百合七枚（擘）　生地黄汁—升

上以水洗百合，渍一宿，当白沫出，出其水，更以泉水二升，煎取一升，去滓，纳地黄汁，煎取一升五合，分温再服。中病，勿更服。大便当如漆。

【白话解】百合病虽患病日久，且不经汗吐下等误治，但其临床表现仍在手太阳、足太阳经，病机仍属心肺阴虚内热。但病久一者阴虚愈重，二者内热愈深，故治则为滋阴清热，方用百合地黄汤。方中生地黄汁清血热养阴，百合清润心肺气分，两药性属阴，功效既养阴又清热，如此清解化热之病。生地汁用一升，百合用七枚。

【药物组成】百合　生地黄汁

【功效】滋阴清热。

【方药分析】百合养阴清润心肺气分；地黄用汁，则清热之力大，养阴之力小，其善清血分热而养阴；泉水下热气利小便，如此则共成润养心肺、凉血清热之剂，阴复热退，百脉调和，病自可愈。

【使用注意】仲景原文有"大便当如漆"，为服药后大便呈黑色，为地黄本色，停药后即可消失，不必惊惧。

仲景又曰"中病勿更服"，有两种解释：一，从字面上讲是说如药已起效，则剩下的药不必再服，因地黄甘寒而润，方中用量又大，恐过量引起泄泻，故应中病止服。这种情况多在外感病后期出现百合病时用此法，此可理解为"中病即止"之意。二，从情志内伤所致的百合病实际临床应用来看，其郁热伤阴，多为脏阴，故多有"阴虚难疗"之说，不容易在短期内治愈，虽有时一服中病，然停服后却易复发。故在服用百合地黄汤时，应理解为"效不更方"为宜。

本病为百脉失调之病，病机病症错杂，用药当宜清淡为宜。忌用大补元气芪参之类；忌用滋腻之阿胶龟板；忌用温补之桂附鹿角之属。

【适应证】百合病的主证主方：百合病，不经吐、下、发汗，病例形如初者，百合地黄汤主之。（《金匮要略·百合狐惑阴阳毒病》）

百合洗方

【歌括】

　　月周不解渴因成，邪热流连肺不清。

　　百合一升水一斗，洗身食饼不和羹①。

【注释】①食饼不和羹：从仲景原文"食煮饼，勿以盐豉也"，即食用易消化的面食，如煮烂的面条、米粥等。"不和羹"当有误。

【仲景方药原文】上以百合一升，以水一斗，渍之一宿，以洗身。洗已，食煮饼，勿以盐豉也。

【白话解】患百合病数周乃至数月不解，出现口渴症状，这是由于邪热留恋于肺，经久不解，以致虚火亢盛，津液耗伤更重，这种情况下，只用百合地黄汤已显药力不足，故采用内外合法之法。即内服百合地黄汤的同时，配以百合一升，水一斗，浸渍一宿，以之洗身，配以易消化的面食，以厚肠胃。

【药物组成】百合

【功效】内外合治，滋阴润燥。

【方药分析】洗其外，亦所以通其内。肺与皮毛相合，用百合水外洗，其气可以通其内以清肺热，滋阴润燥，肺热得清，阴津恢复，则口渴自止。咸味耗水以增渴，故勿以咸豉。又食煮饼者，是假麦气和胃以生津。

【适应证】治疗百合病症状重者：百合病，一月不解，变成渴者，百合洗方主之。(《金匮要略·百合狐惑阴阳毒病》)

栝楼牡蛎散

【歌括】

　　　　洗而仍渴属浮阳，牡蛎蒌根并等量，
　　　　研末饮调方寸匕，寒兼咸苦效逾常。

【仲景方药原文】栝楼根　牡蛎 (熬)，等分

上为细末，饮服方寸匕，日三服。

【白话解】百合病出现口渴后，虽然经过百合洗方治疗，但口渴之症仍不解，这是由于阴虚火旺，虚火上炎，热盛津伤，津液难复，治疗尚显得病重药轻，药不胜病。故用栝楼牡蛎散，方中栝楼根、牡蛎研粉，等量，每服方寸匕。咸寒与苦寒相配，清热生津，引热下行。

【药物组成】栝楼根　牡蛎

【功效】清热生津，引热下行。

【方药分析】方中栝楼根，苦寒清热，生津止渴；牡蛎，咸寒潜阳，清热除烦，引热下行。如此津液得生，口渴自解。

【适应证】治疗百合病阴虚内热较重者：百合病渴不差者，栝楼牡蛎散主之。(《金匮要略·百合狐惑阴阳毒病》)

百合滑石散

【歌括】

　　　　前此寒无热亦无，变成发热热堪虞。
　　　　清疏滑石宜三两，百合烘筛一两需。

【仲景方药原文】百合一两 (炙)　　滑石三两

上为散，饮服方寸匕，日三服。当微利者，止服，热则除。

【白话解】百合病中常有"如寒无寒，如热无热"的症状，但并无真正的发热，本条所说"发热者"是百合病经久不愈的变证，这是由于病情迁延，热盛于里，而外达肌肤所致。治疗应清热利小便。其中百合一两，烘筛，滋养心肺之阴而清热；重用滑石三两，清热利小便，使邪有出路。

【药物组成】百合　滑石

【功效】养阴润肺，清热利小便。

【方药分析】方中百合，滋养心肺之阴而清虚热。滑石，清热利小便，使热从小便而出。内热清除则肌表之热自解。

【使用注意】仲景言"当微利者，止服，热则除"，即不可分利太过，以防伤阴津之意。

【适应证】百合病，变发热者，百合滑石散主之。(《金匮要略·百合狐惑阴阳毒病》)

甘草泻心汤

【歌括】

　　　伤寒甘草泻心汤，却妙增参三两匡。

　　　彼治痞成下利甚，此医狐惑①探源方。

【注释】①狐惑：惑（yù），一种短狐，与狐的狡猾刁钻的习性相似，狐与惑对举，说明本病的复杂性。依文义，惑当为惑，宜从。

【仲景方药原文】甘草四两　黄芩　人参　干姜各三两　黄连一两　大枣十二枚　半夏半升

上七味，水一斗，煮取六升，去滓，再煎，温服一升，日三服。

【白话解】本方治疗狐惑病属湿热虫毒为患者。《伤寒论》

中的甘草泻心汤，因治疗的是虚痞之"其人下利，日数十行，谷不化，腹中雷鸣，心下痞硬而满"，故用塞因塞用之法，妙在加用三两人参以补气以助运化而消痞。在《金匮要略》中的狐惑病，是湿热虫毒为患，目、口咽、阴部溃烂为主症的疾病。该方清热解毒，化湿安中，用来治狐惑病，是一治病求本，祛邪以安中的方子。

【药物组成】甘草　黄芩　人参　干姜　黄连　大枣　半夏

【功效】清热解毒，化湿安中。

【方药分析】方中(生)甘草，清热解毒；黄芩、黄连，苦寒清热、燥湿解毒；干姜、半夏，辛燥化湿、降逆和胃；人参、大枣，健脾扶正。诸药合用，湿毒清，脾运健。

【使用注意】《金匮》甘草泻心汤，方中用生甘草，《伤寒》甘草泻心汤，方中用炙甘草，主药炮制不同，主治功效迥异。一者解毒为主，一者健脾补中为要。

【适应证】

1. 治疗狐惑病属湿热虫毒者

(1) 狐惑之为病，状如伤寒，嘿嘿欲眠，目不得闭，卧起不安，蚀于喉为惑，蚀于阴为狐，不欲饮食，恶闻食臭，其面目乍赤、乍黑、乍白。蚀于上部则声喝，甘草泻心汤主之。(《金匮要略·百合狐惑阴阳毒病》)

(2) 治走马牙疳特奇验。(《温知医谈》)

2. 治疗慢惊风：慢惊有宜此方者。(《类聚方广义》)

苦参汤、雄黄熏方

【歌括】

　　　　苦参汤是洗前阴，下蚀咽干热最深。

　　　　更有雄黄熏法在，肛门虫蚀亦良箴。

【仲景方药原文】苦参汤：苦参一升，以水一斗，煎取七升，去滓，熏洗，日三服。

雄黄熏方：雄黄，一味为末，筒瓦二枚合之，烧，向肛熏之。

【白话解】以上两方是治疗狐惑病的外用方。蚀于前阴，除阴部瘙痒疼痛外，还常常伴有咽干，这是因为阴部为足厥阴肝经所主，肝经环绕阴器，上循咽喉，故湿热虫毒扰及咽喉而咽干，以苦参汤洗前阴杀虫解毒化湿以治其本，则咽干自愈。若肛门蚀烂，以点燃后的雄黄，置两瓦片合成的桶中，烟熏患处肛门。这是治疗湿热虫毒的外治法，是配合内治很好的方法。

【药物组成】苦参　雄黄

【功效】解毒杀虫。

【方药分析】苦参汤：苦参，苦，寒，无毒。清热燥湿、祛风杀虫。

雄黄熏方：雄黄，辛苦温、有毒，具有辟秽解毒燥湿杀虫作用。

【使用注意】因雄黄有毒，且能从皮肤吸收，故局部外用药也不宜大面积涂擦和长期使用。

【适应证】

1. 湿热虫毒为患的外治法

（1）蚀于下部则咽干，苦参汤洗之。蚀于肛者，雄黄熏之。（《金匮要略·百合狐惑阴阳毒病》）

（2）下部痈疮，苦参煎汤日日洗之。（《直指方》）

（3）热毒攻手足，赤肿灼热疼痛浴方，用酒制苦参以渍之。（《千金方》）

（4）白虫入耳，雄黄烧熏之自出。（《十便良方》）

（5）辟蛇之法虽多，限以武都雄黄为上，带一块，右称

五两于肘间，则诸蛇毒虫莫敢犯，他人中者，便磨之以疗之。（《肘后方》）

2. 治疗内伤病

（1）小儿身热，苦参汤浴之良。（《外台秘要》）

（2）治呃逆，服药已无效，用雄黄二钱，酒一杯，煎七分，急令患人嗅其热气即止。（《寿世保元》）

赤小豆当归散

【歌括】

> 眼眦赤黑变多般，小豆生芽曝令干，
>
> 豆取三升归十分①，杵调浆水日三餐。

【仲景方药原文】赤小豆三升(浸，令芽出，曝干)　当归三两

上二味，杵为散，浆水服方寸匕，日三服。

【注释】①归十分：邓珍版《金匮要略》本方为"当归三两"，宜从。

【白话解】本方治疗狐惑病病机属热壅血瘀，酿为痈脓。狐惑病，初得之三四日，目赤如鸠眼；至七八日，两眼内外眦皆呈现暗黑色，是血热致瘀血内积，甚至热腐成脓，这是湿热深入血分的象征，可谓病情变化多端。用清热利湿、解毒排脓的赤小豆当归散治疗。方子组成有两味，赤小豆三升，生芽后曝干用；当归十分，上两味，杵为散，用浆水调服，日3次。

【药物组成】赤小豆　当归

【功效】清热利湿，解毒排脓。

【方药分析】赤小豆（芽），渗湿清热，解毒排脓；《本经》"主下水，排痈肿脓血"。当归，活血祛瘀。浆水，清热解毒，调理脏腑。小米、粟米（谷类）发酵的浆水，放酸的

24

米泔水，可宽中和胃，行气止呕。

【适应证】

1. 治疗狐惑病热壅血瘀，酿为痈脓者：病者脉数，无热，微烦，默默但欲卧，汗出，初得之三四日，目赤如鸠眼；七八日，目四眦黑。若能食者，脓已成也，赤小豆当归散主之。（《金匮要略·百合狐惑阴阳毒病》）

2. 治疗小肠热毒流于大肠，先血后便及蓄血，肠痈便脓等证。（《张氏医通》）

升麻鳖甲汤

【歌括】

　　　　赤斑咽痛毒为阳，鳖甲周围一指量，

　　　　半两雄黄升二两，椒归一两草同行。

【仲景方药原文】升麻二两　当归一两　蜀椒（炒去汗）一两　甘草二两　雄黄半两（研）　鳖甲手指大一片（炙）

上六味，以水四升，煮取一升，顿服之，老小再服，取汗。

【白话解】升麻鳖甲汤治疗阳毒病，其病是感受疫毒所致，疫毒扰及营血，热壅于上，故咽痛、甚至唾脓血；血热浮盛于表，故面赤、面部起红色斑点如绵上花纹。因其颜色鲜明，故称阳黄。疫毒为患病情凶险，五日可治，七日不可治。当急治之，清热解毒散瘀。方中炙鳖甲手指大一片，雄黄半两（炙），升麻二两（研），当归、蜀椒各一两，甘草二两。

【药物组成】升麻　当归　蜀椒　甘草　雄黄　鳖甲

【功效】清热解毒，活血散瘀。

【方药分析】方中升麻、甘草，清热解毒；鳖甲、当归，滋阴活血，散瘀排脓；蜀椒，散风解毒；雄黄，有毒，取以毒攻毒之意。

【使用注意】一次性服下，体弱者减量分次服下。本方雄黄有毒，注意在医生指导下应用。

【适应证】治疗阳毒：阳毒之为病，面赤斑斑如锦文，咽喉痛，唾脓血。五日可治，七日不可治，升麻鳖甲汤主之。（《金匮要略·百合狐惑阴阳毒病》）

升麻鳖甲汤去雄黄蜀椒

【歌括】

> 身痛咽痛面皮青，阴毒苛邪隶在经。
>
> 即用前方如法服，椒黄务去特丁宁①。

【仲景方药原文】升麻鳖甲汤去雄黄蜀椒

【注释】①丁宁：即叮咛，反复地嘱咐。

【白话解】本方治疗阴毒。阴毒病，为疫病之邪，侵及血脉，故咽痛；瘀血凝滞，经脉阻滞，气血不通，故面目黯青，甚至身痛如被杖打一般。仍治以清热解毒，活血散瘀，只是须叮咛去川椒、雄黄，以防损伤阴血。

【药物组成】升麻　当归　甘草　鳖甲

【功效】清热解毒，活血祛瘀。

【方药分析】方中升麻鳖甲汤去雄、蜀椒，去雄、蜀椒，以防损伤阴血。

【适应证】治疗阴毒：阴毒之为病，面目青，身痛如被杖，咽喉痛。五日可治，七日不可治，升麻鳖甲汤去雄黄、蜀椒主之。（《金匮要略·百合狐惑阴阳毒病》）

卷 二

疟病方

鳖甲煎丸

【歌括】

寒热虚实相来往，全凭阴阳为消长。

天气半月而一更，人身之气亦相仿。

否则天人气再更，邪行月尽差①可想。

疟病一月不能差，疟母结成癥瘕象。

金匮急治特垂训，鳖甲赤硝十二分；

方中三分请详言，姜苓扇妇朴苇问，

葳胶桂黄亦相均，相均端令各相奋；

君不见十二减半六分数，柴胡蜣螂表里部；

一分参苈二瞿桃，牡夏芍䗪分各五；

方中四分独蜂窠，体本轻清质水土；

另取灶下一斗灰，一斛半酒浸另取；

纳甲酒内煮如胶，绞汁煎药丸遵古；

空心七九日三服，老疟得此效桴鼓。

【仲景方药原文】鳖甲十二分(炙)　　乌扇三分(烧)　　黄芩三分

柴胡六分　鼠妇三分（熬）　　干姜三分　大黄三分　芍药五分　桂枝三分　葶苈一分（熬）　石韦三分（去毛）　厚朴三分　牡丹五分（去心）　瞿麦二分　紫葳三分　半夏一分　人参一分　䗪虫五分（熬）　阿胶三分（炙）　蜂巢四分（炙）　赤消十二分　蜣蜋六分（熬）　桃仁二分

　　上二十三味，为末，取锻灶下灰一斗，清酒一斛五斗，浸灰，候酒尽一半，着鳖甲于中，煮令泛烂如胶漆，绞取汁，纳诸药，煎为丸，如梧子大，空心服七丸，日三服。

　　【白话解】本方治疗痰凝血瘀之虐母。疟病是由于疟邪侵袭人体，伏于少阳，出入营卫，正邪相争所导致的一种疾病，其临床特征是：憎寒战栗，寒罢发热，作止有时。邪入于阴争则恶寒，出于阳争则发热，正邪交争则寒热交作；若正邪相离，邪气伏藏，则寒热休止。故虚实更作，阴阳交争，互为消长，病情呈周期性改变。另外，其病情的规律性还依自然之气，每半个月变更一次，这是因为，古历五日为一候，三候为一气，一气为十五天，十五天更换一个节气，人体正气、邪气也随之消长。如果半个月病未愈，月末为2个节气过去了，病当瘥。如果疟病还不能好，那么疟邪就假痰依血结成痞块，聚于胁下而成癥瘕，这时病情加重，故要急治，用鳖甲煎丸。方中鳖甲、赤硝各十二分，用三分的药物有很多：干姜、黄芩、乌扇（即射干）、鼠妇（即地虱）、厚朴、石韦、紫葳（即凌霄花）、阿胶、桂枝、大黄，这些药物之间有的寒有的热，有的扶正有的祛邪，有的补血有的活血，有的温补有的泄下，这些药都有相当的效力。柴胡、蜣蜋各为六分，表里兼顾；人参、葶苈各一分；瞿麦、桃仁各二分；牡丹、半夏、芍药、䗪虫各五分；方中蜂巢用四分，它体轻质清含水土之质；另外取煅灶

28

下灰一斗，浸入一斛半的清酒中，然后放入鳖甲煮熟至黏稠状，其药汁中放入其他药物，遵古法制成丸剂，大小如梧桐子，空腹服用，一次服7丸，日3次，对顽疾疟母疗效显著。

【药物组成】鳖甲　乌扇　黄芩　柴胡　鼠妇　干姜　大黄　芍药　桂枝　葶苈　石韦　厚朴　牡丹　瞿麦　紫葳　半夏　人参　䗪虫　阿胶　蜂巢　赤消　蜣螂　桃仁

【功效】寒热并用，攻补兼施，行气化瘀，除痰消癥。

【方药分析】方中鳖甲十二分重用，入肝，除邪养血，为主药；和锻灶下灰，软坚散结，消癥化积。辅药大黄、桃仁、䗪虫、丹皮、赤硝、紫葳、蜂巢、蜣螂、鼠妇活血化瘀消癥。厚朴、半夏、葶苈、瞿麦、石韦、乌扇，下气逐水化痰消癥。桂枝、芍药调营卫。黄芩、半夏、柴胡，和解少阳，调寒热。人参、阿胶，补益气血。清酒，引药势，活血。

【适应证】病疟，以月一日发，当以十五日愈；设不差，当月尽解；如其不差，当云何？师曰：此结为癥瘕，名曰疟母，急治之，宜鳖甲煎丸。（《金匮要略·疟病》）

白虎加桂枝汤

【歌括】

　　白虎原汤论已详，桂加三两另名方，

　　无寒但热为温疟[1]，骨节烦疼呕又妨。

【仲景方药原文】知母六两　甘草二两（炙）　石膏一斤　粳米二合　桂枝（去皮）三两

上锉，每五钱，水一盏半，煎至八分，去滓，温服，汗出愈。

【注释】[1]温疟：疟病的一种，病机以热多寒少、症状以"身无寒

29

但热”为主要特征。

【白话解】本方治疗温疟属热多寒少者。白虎汤之治伤寒论已详解，白虎汤加桂枝三两成另一名方——白虎加桂枝汤，用来治但热无寒的温疟，病症以发热为主，又兼见表有寒的骨节疼痛、时时作呕。

【药物组成】知母　甘草　石膏　粳米　桂枝

【功效】清里热，解表邪。

【方药分析】方中以白虎汤，清泄里热；加桂枝，解肌祛邪于表。

【适应证】

1. 治疗温疟属热多寒少者

（1）温疟者，其脉如平，身无寒但热，骨节疼烦，时呕，白虎加桂枝汤主之。（《金匮要略·疟病》）

（2）知母汤，即本方。治温疟，骨节疼痛时呕，朝发暮解，暮发朝解。（《圣济总录》）

（3）治温疟，先热后寒，恶风多汗。（《三因极一病证方论》）

2. 治疗霍乱后期里热炽盛而表有寒者：本方治霍乱吐泻之后，身体灼热，头疼身病，烦躁，脉洪大者宜此方。（《类聚方广义》）

蜀漆散

【歌括】

阳为痰阻伏心间，牝疟①阴邪自往还，
蜀漆云龙平等杵，先时浆服不逾闲。

【仲景方药原文】蜀漆(洗去腥)　云母(烧二日夜)

龙骨 各等分

上三味，杵为散，未发前以浆水服半钱。温疟加蜀漆半分，临发时服一钱匕。

【注释】①牝疟：牝，即雌性鸟兽。牝疟为疟病的一种，病机为阳虚寒盛、痰饮阻遏，症状以寒多热少为主要特征。

【白话解】本方治疗牝疟属寒多热少者。病人身体阳虚，或者有痰饮、阳气被饮邪阻遏而不能外达。感受疟邪之后疟邪并于阴分者多，并于阳分者少，故临床上以寒多热少为特征，故名曰牝疟。治用蜀漆散。方中蜀漆、云母、龙骨各等份，研为末，在疟病未发作时用浆水送服，此称为先期而治。

【药物组成】蜀漆　云母　龙骨

【功效】温阳祛痰截疟。

【方药分析】方中蜀漆，即常山苗，性味苦辛寒，善于祛痰湿治疟疾，被后世医家视为截疟之专品和特效药。有实验证明，其抗疟疗效是常山的 5 倍。临证运用，疗效十分显著。云母，为硅酸盐矿物白云母的片状结晶体，性温，其作用为升发阳气，豁痰除湿。龙骨，镇逆安神，防蜀漆、云母升发太过。浆水，甘酸微温，具有调中和胃，止呕哕的作用。诸药合用具有温阳祛痰截疟的作用。

【使用注意】蜀漆致吐的副作用较大，故要"洗去腥"。还可用酒煎或姜汁炒热使用。或适当配伍半夏，陈皮等和胃治呕药。

方后注云"未发前服半钱"，这种服药方法十分重要。根据临床经验，凡服常山、蜀漆一类方剂，必须在未发前一至二小时服药，才能获得较好疗效，这种服药方法称为治未病。

【适应证】治疗牝疟属寒多热少者：疟多寒者，名曰牝疟，蜀漆散主之。(《金匮要略·疟病》)

附《外台秘要》三方

牡蛎汤

【歌括】

先煎三漆四麻黄，四蛎二甘后煮良，

邪郁胸中须吐越，驱寒散结并通阳。

【仲景方药原文】牡蛎四两(熬)　　麻黄(去节)四两　甘草二两　蜀漆三两

上四味，以水八升，先煮蜀漆、麻黄，去上沫，得六升，纳诸药，煮取二升，温服一升，若吐，则勿更服。

【白话解】本方治疗牝疟属痰饮在上者。痰饮阻胸的牝疟，因邪结偏上，依《内经》"在上者，因而越之"，治以涌吐痰涎，通阳散结。牡蛎汤应先煎蜀漆三两、麻黄四两，后入牡蛎四两、甘草二两。

【药物组成】牡蛎　麻黄　甘草　蜀漆

【功效】涌吐痰涎，通阳散结。

【方药分析】方中蜀漆涌吐痰涎，牡蛎散郁结，麻黄发越郁阳，甘草和诸药。

【使用注意】同蜀漆散。

【适应证】治疗牝疟属痰饮在上者：牡蛎汤治牝疟。(《金匮要略·疟病》)

柴胡去半夏加栝楼根汤

【歌括】

柴胡去夏为伤阴，加入楼根四两珍，

疟病渴因邪灼液，楼根润燥可生津。

【仲景方药原文】 柴胡八两　人参三两　黄芩三两　甘草三两
栝楼根四两　生姜二两　大枣十二枚

上七味，以水一斗二升，煮取六升，去滓，再煎取三升，
温服一升，日二服。

【白话解】 柴胡汤去半夏之温燥，恐其伤阴，加入栝楼根
四两清热生津，治疗疟病日久，邪热伤津。

【药物组成】 柴胡　人参　黄芩　甘草　栝楼根　生姜
大枣

【功效】 截疟生津，和解少阳。

【方药分析】 方中小柴胡汤和解少阳，防伤阴故去半夏，
栝楼根滋阴生津。

【适应证】

1. 治疗疟病伤阴者

（1）柴胡去半夏加栝蒌汤治疟病发渴者，亦治劳疟。
（《金匮要略·疟病》）

（2）疟，寒热往来，渴而不呕，心下痞。（《医方圣格》）

2. 治小柴胡汤证而渴不呕者。（《类聚方广义》）

柴胡桂姜汤

【歌括】

八柴二草蛎干姜，芩桂宜三栝四尝，

不呕渴烦头汗出，少阳枢病要精详。

【仲景方药原文】柴胡半斤 桂枝三两（去皮） 干姜二两 黄芩三两 栝楼根四两 牡蛎三两（熬） 甘草二两（炙）

上七味，以水一斗二升，煮取六升，去滓，再煎取三升，温服一升，日三服。初服微烦，复服汗出，便愈。

【白话解】本方治牝疟阳郁痰结者。症见邪在少阳之证，又有阴伤口渴；不呕是饮邪偏里；痰结阳郁故微烦、但头汗出。这些都要详辨。方中柴胡八两，甘草、牡蛎、干姜各二两，桂枝、黄芩各三两，栝楼根四两。

【药物组成】柴胡 桂枝 干姜 黄芩 栝楼根 牡蛎 甘草

【功效】和解少阳，化饮散结截疟。

【方药分析】柴胡、黄芩，内清外透；栝楼根，清热生津；牡蛎，清热滋阴，化痰软坚；桂枝、干姜、甘草，辛甘化阳，温化寒饮。因痰结阳郁，故初服正邪相争，而见微烦。复服则阳气通达，表里调和。

【适应证】

1. 治疗牝疟阳郁痰结者：柴胡桂姜汤治疟寒多微有热，或但寒不热。(《金匮要略·疟病》)

2. 治疗少阳病兼痰饮内结者：

（1）伤寒五六日，已发汗而复下之，胸胁满微结，小便不利，渴而不呕，但头汗出，往来寒热，心烦者，此为未解也，柴胡桂枝干姜汤主之。(《伤寒论》147条)

（2）治汗下后，胸胁微结，脉数紧细者。(徐灵胎)

（3）本方去黄芩，主治妇人伤寒，经水方来初断，寒热如疟，狂言见鬼者。(《活人书》)

3. 治疗杂病邪实正虚者

（1）劳瘵、肺痿、肺痈、痈疽瘰疬、痔漏、结毒、梅毒等，经久不愈，渐衰惫，胸满干呕，寒热交作，动悸烦闷，面无血色，精神困乏，不耐厚药者，宜此方。（《类聚方广义》）

（2）下痢经久不愈，脉数，食欲不振，或口渴，腹中动悸，宜本方治之。（《治痢功微篇》）

（3）久患赤白带，身瘦乏力，往来寒热而渴者。（《古家方则》）

中风历节方

侯氏黑散

【歌括】

> 黑散辛苓归桂芎，参姜矾蛎各三同，
> 菊宜四十术防十，桔八苓须五分通。

【仲景方药原文】菊花四十分　白术十分　细辛三分
茯苓三分　牡蛎三分　桔梗八分　防风十分　人参三分　矾石三分
黄芩三分　当归三分　干姜三分　川芎三分　桂枝三分

上十四味，杵为散，酒服方寸匕，日一服。初服二十日，温酒调服，禁一切鱼肉大蒜，常宜冷食，六十日止，即药积在腹中不下也，热食即下矣，冷食自能助药力。

【白话解】本方治疗中风夹寒。气血亏虚，感大风寒邪，阻滞经脉阳气，故四肢烦重，半身不遂，病由经络入脏腑，故心中畏寒。治疗扶正祛邪。方中菊花四十分，细辛、茯苓、桂枝、当归、川芎、人参、干姜、矾石、牡蛎各三分，白术、防风各十分，桔梗八分，黄芩三分。

【药物组成】菊花　白术　细辛　茯苓　牡蛎　桔梗　防风　人参　矾石　黄芩　当归　干姜　川芎　桂枝

【功效】补气养血，祛风化痰，温通血脉。

【方药分析】重用菊花甘苦而凉为君，清热养肝平木而息风；牡蛎，平肝潜阳；人参、白术、茯苓、干姜，补中气，温运中焦以化痰；当归、川芎、桂枝、细辛，养血，温通血脉；矾石、桔梗，化痰理气；防风、桂枝、细辛，祛外风；黄芩，清解郁热。

【适应证】

1. 治疗中风挟寒者：侯氏黑散治大风，四肢烦重，心中恶寒不足者。（《金匮要略·中风历节病》）

2. 治疗癫痫：治风癫。（《外台》）

风引汤

【歌括】

四两大黄二牡甘，龙姜四两桂枝三，

滑寒赤白紫膏六，瘫痫诸风个中探。

【仲景方药原文】大黄　干姜　龙骨各四两　桂枝三两　甘草　牡蛎各二两　寒水石　滑石　赤石脂　白石脂　紫石英　石膏各六两

上十二味，杵，粗筛，以韦囊盛之，取三指撮，井花水三升，煮三沸，温服一升。

【白话解】本方治疗中风偏瘫、惊风、癫痫等属阳热内盛、风邪内动。由于风热内侵，或盛怒不止，阳热亢甚而上逆，故面红、目赤、神志昏迷、惊风。气血不行四肢，故瘫；热伤阴血，失于濡养，故抽；热盛炼液成痰，故痫。治以清热降火，镇惊息风。方中大黄四两，牡蛎、甘草各二两，龙骨、干姜各四两，桂枝三两，滑石、寒水石、赤石脂、白石脂、紫石英石膏各六两。

【药物组成】大黄　干姜　龙骨　桂枝　甘草　牡蛎　寒水石　滑石　赤石脂　白石脂　紫石英　石膏

【功效】清热降火，镇惊息风。

【方药分析】方中大黄、桂枝，泄血分热，通行血脉，为主药；寒水石、滑石、石膏、赤石脂、白石脂、紫石英，潜阳下行；龙骨、牡蛎镇静安神；干姜、甘草温暖脾胃，制诸石之寒。

【适应证】治疗中风偏瘫、惊风、癫痫等属阳热内盛、风邪内动者：

(1) 风引汤除热瘫痫。治大人风引，少小惊痫瘈疭，日数十发，医所不疗，除热方。(《金匮要略·中风历节病》)

(2) 脚气宜风引汤 (《巢氏病原》)

防己地黄汤

【歌括】

  妄行独语病如狂，一分己甘①三桂防，

  杯酒渍来取清汁，二斤蒸地绞和尝。

【仲景方药原文】防己一分　桂枝三分　防风三分　甘草二分

上四味，以酒一杯，渍之一宿，绞取汁，生地黄二斤，咬咀，蒸之如斗米饭久，以铜器盛其汁，更绞地黄汁，和，分再服。

【注释】①一分己甘：仲景用"甘草二分"，"一分己甘"当有误。

【白话解】本方治疗神志疾病属血虚血热者。仲景言本方

37

"治病如狂状，妄行，独语不休，无寒热，其脉浮"，徐忠可言"无寒热，则病不在表，不在表而脉浮，其为火盛脉浮尔"。故其病机属阴血亏虚，心火暴盛，扰乱神明。方中轻用一分防己、甘草，三分桂枝、防风，且以酒浸药取清汁。而重用二斤生地蒸熟绞汁，可见本方当养血清热为重，祛风和络为辅。

【药物组成】生地　防己　桂枝　防风　甘草

【功效】养血清热，祛风和络。

【方药分析】方中重用生地黄二斤为君，养血清热。其余四味，分量极轻，又渍取清汁，取防风疏风；防己，《本经》言其"……诸痫，……通腠理，利九窍"；桂枝一可和药性，使生地补而不滞；二可温通血脉，引药达病所。甘草和药。

【使用注意】当依仲景所述，酒浸防己、桂枝、防风、甘草，取汁；再久蒸生地绞取汁，两部分汁液相和，分两次服用。

【适应证】治疗中风、癫、狂、痫等神经精神方面病症属血虚血热者：

（1）治病如狂状，妄行，独语不休，无寒热，其脉浮。（《金匮要略·中风历节病》）

（2）治言语狂错，眼目霍霍，或言见鬼，精神昏乱。（《备急千金要方》）

头风摩散

【歌括】

　　　　头风①偏痛治如何，附子和盐等分摩，

　　　　躯壳病生须外治，马膏桑引②亦同科。

【仲景方药原文】大附子一枚（炮）　盐等分

38

上二味，为散。沐了，以方寸匕，已摩疾上，令药力行。

【注释】①头风：头风病是以慢性阵发性头痛为主要表现的一种疾病，相当于西医的偏头痛和部分肌紧张性头痛等。《医林绳墨·头痛》谓其"浅而近者，名曰头痛；深而远者，名曰头风。头痛卒然而至，易于解散也；头风作止不常，愈后触感复发也。"

②马膏桑引：见《灵枢·经筋》。马膏，是指健侧涂马脂油；桑引，是指用桑钩牵引患侧用，以此来调整其歪斜。这是治疗面瘫的一种外治方法。

【白话解】本方是治疗头风病的外治法。偏头痛属经脉之病，体表的病须用外治的方法，将等份的附子和盐制成粉末，敷在患处按摩即可。这和《灵枢·经筋十三》中所载的马膏桑引治疗面瘫的方法相同，均属外治法。

【药物组成】炮附子　盐

【功效】散风寒，止疼痛。

【方药分析】附子，大辛大热，温阳散寒止痛；盐味咸入血分，合附子引邪外出。

【使用注意】注意用药前热敷或沐浴，药末应研细，敷药末后反复摩擦，以使药物充分吸收。

【适应证】治疗偏头痛：

（1）用本方治沐头中风，多汗恶风，当先风一日而病甚，头痛不可以出，至日则少愈名曰首风。（《三因极一病证方论》）

（2）偏头风遇寒即痛者，属寒伏于脑，用《金匮》头风摩散；一法用川乌末醋调涂痛处。（《张氏医通》）

桂枝芍药知母汤

【歌括】

脚肿身羸①欲吐形，芍三姜五是前型，

知防术桂均须四，附子麻甘二两停。

【仲景方药原文】桂枝四两　芍药三两　甘草二两　麻黄二两　生姜五两　白术五两　知母四两　防风四两　附子二枚（炮）

上九味，以水七升，煮取二升，温服七合，日三服。

【注释】①羸（léi）：瘦、弱之义。

【白话解】本方治疗历节病属风寒湿化热伤阴者。风湿日久，故见脚肿而身体瘦弱，湿蕴脾胃故泛泛欲吐。该方组成由芍药三两、生姜五两，知母、防风、桂枝、白术均为四两，附子二枚，麻黄、甘草均为二两。

【药物组成】桂枝　芍药　甘草　麻黄　生姜　白术　知母　防风　炮附子

【功效】祛风除湿，温经散寒，滋阴清热。

【方药分析】君药附子，温经逐湿、搜风散寒、通经止痛；臣药白术，配附子并走皮内逐水气，善止寒湿痹痛；麻黄、桂枝，一者解表散寒，二者助祛湿附子搜诸经风寒；佐药防风以疏风；芍药合甘草，既缓急止痛，又解附子毒；生姜既散水湿于表，又和胃止呕；知母入一派温药中，有湿祛不伤阴，散寒不助热之效，对风湿日久微有化热，或服祛风湿药久而化燥者，用之清热养阴，有相辅相成之妙。

【使用注意】附子为有毒中药，中毒成分为乌头碱，应用时注意：从小量开始逐渐加量；用量因体质强弱、药物的敏感性、耐受性而异；先煎久煎；和含有机酸的药物相配会中和其毒性，即所谓"延效解毒"，常用药物有芍药、甘草、白蜜、绿豆、乌梅等；注意观察心率、血压、呼吸等指征，一旦中毒，立即停药并解救。

【适应证】历节病属风寒湿化热伤阴者。

（1）治诸肢节疼痛，身体尪羸，脚肿如脱，头眩短气，

温温欲吐。(《金匮要略·中风历节病》)

（2）本方去麻黄，名为防风汤，主治身体四肢关节疼痛如堕脱肿，按之皮急，头眩短气，温温闷乱如欲吐。(《外台》引《古今录验》)

乌头汤

【歌括】

> 历节疼来不屈伸，或加脚气痛维均，
> 芍芪麻草皆三两，五粒乌头煮蜜匀。

【仲景方药原文】 麻黄　芍药　黄芪各三两　甘草三两（炙）川乌五枚（咬咀，以蜜二升，煎取一升，即出乌头）

上五味，咬咀四味，以水三升，煮取一升，去滓，内蜜煎中，更煎之，服七合。不知①，尽服之。

【注释】 ①知：消退，减轻。如《素问·刺疟》"一刺则衰，二刺则知，三刺则已"；《方言·卷三》："知，愈也，南楚病愈谓之瘥，……或谓之知"。

【白话解】 本方治疗寒湿历节或水湿下注的脚气病。寒湿阻滞，不可屈伸者；不通则痛，故两病均以疼痛剧烈为特点。方中芍药、黄芪、麻黄、甘草皆为三两，乌头五枚与白蜜先煎，以减轻乌头毒副作用。

【药物组成】 麻黄　芍药　黄芪　炙甘草　川乌蜜

【功效】 温经祛寒，除湿止痛。

【方药分析】 主药乌头，温经散寒止痛。辅药麻黄，助乌头散寒达表，通阳宣痹。尤在泾言"寒湿之邪，非麻黄乌头不能去"；黄芪，益气固表，防麻黄乌头过汗；芍药、甘草、白蜜，一解乌头毒，二甘缓止痛，三防麻黄乌头过汗伤阴。

41

【使用注意】同附子。参见"桂枝芍药知母汤"条。

【适应证】治疗历节病、脚气属寒痹者：

（1）病历节，不可屈伸，疼痛，乌头汤主之。（《金匮要略·中风历节病》）

（2）乌头汤治脚气疼痛，不可屈伸。（《金匮要略·中风历节病》）

矾石汤

【歌括】

脚气冲心①矾石汤，煮须浆水②浸之良，

湿收毒解兼除热，补却灵枢外法彰。

【仲景方药原文】矾石二两

上一味，以浆水一斗五升，煎三五沸，浸脚良。

【注释】①脚气冲心：脚气是由湿邪下注所致，湿气郁蒸而成热毒，上攻心胸，出现胸闷心烦等症。

②浆水：即酸浆水，由黍、粟米等谷类浸泡发酵至泛酸生花所得之水。

【白话解】本条是治疗脚气攻心的外治法。脚气病，是由湿邪下注所致的腿脚肿胀重痛之病。如进一步见心悸、气喘、呕吐诸症，甚或神志恍惚，语言错乱者，是由于湿气郁蒸而成热毒，上攻心胸所致。矾石汤可收湿解毒，兼以除热。用法是最好用酸浆水煮药泡脚，这种治法发扬并补充了《灵枢》外治法。

【药物组成】矾石

【功效】收湿解毒。

【方药分析】矾石，《本经》谓"味酸寒"，《药性论》云

"涩"，功善清热燥湿，收湿解毒。尤在泾云："脚气之病，湿伤于下而气冲于上，矾石味酸性燥，能却水收湿解毒，毒解湿收，则上冲自止"。浆水以助利湿祛水。

【适应证】

1. 外治内伤杂病属湿热者：矾石汤治湿热为患之脚气冲心。(《金匮要略·历节病》)

2. 治疗外科病证

(1) 治漆疮方，矾石著汤中令消，洗之。(《备急千金要方》)

(2) 治小儿口疮，不能吮乳方，取矾石如鸡子大，置醋中，研涂儿足下，三七遍，立愈。(《千金翼方》)

(3) 治无名肿毒、发背、痈疽疔疮等毒，白矾不拘多少为细末，入新汲水内，用粗纸三张浸内，将一张搭患处，频频贴之，更贴十数次，立消。(《寿世保元》)

(4) 治脚汗不止，用白矾一两，水煎洗脚。(《经验良方》)

附　方

《古今录验》[①]续命汤

【歌括】

姜归参桂草膏麻，三两均匀切莫差，

四十杏仁芎两半[①]，古今录验[②]主风邪。

【仲景方药原文】麻黄　桂枝　当归　人参　石膏　干姜　甘草各三两　川芎一两　杏仁四十枚

43

上九味，以水一斗，煮取四升，温服一升，当小汗。薄覆脊，凭几坐，汗出则愈。不汗，更服，无所禁，勿当风。并治但伏不得卧，咳逆上气，面目浮肿。

【注释】①芎两半：仲景《金匮要略》为"川芎一两"，宜从。

②《古今录验》：书名，据《中国医籍考》，原作者甄权，隋唐时代人。

【白话解】本方治疗气血两虚外感风寒之中风偏枯。该方出自《古今录验》，功能益气养血、祛风散寒。续命汤方用干姜、当归、人参、桂枝、甘草、石膏、麻黄各用三两，杏仁四十枚，川芎一两半。

【药物组成】麻黄　桂枝　当归　人参　石膏　干姜　甘草　川芎　杏仁

【功效】益气养血，祛风散寒。

【方药分析】人参、干姜、当归、川芎益气养血，温通血脉；麻黄、桂枝祛风散寒，通阳行痹；石膏、杏仁解肌散风；甘草和药。

【使用注意】服后当后背微汗出，汗出病愈，服药不拘次数，不汗出则再服，汗出之时注意避风。

【适应证】

1. 中风偏枯病：《古今录验》续命汤治中风痱，身体不能自收，口不能言，冒昧不知痛处，或拘急不得转侧。（姚云：与大续命同，并治妇人产后去血者及老人小儿）（《金匮要略·中风历节病》）

2. 咳嗽气喘病：并治但伏不得卧，咳逆上气，面目浮肿。（《金匮要略·中风历节病》）

《千金》三黄汤

【歌括】

> 风乘火势乱心中，节痛肢拘络不通，
> 二分芪辛四分独，黄芩三分五麻攻。

【加减歌曰】

> 二分黄加心热端，消除腹满枳枚单，
> 虚而气逆宜参补，牡蛎潜阳悸可安，
> 增入楼根能止渴，各加三分效堪观，
> 病前先有寒邪在，附子一枚仔细看。

【仲景方药原文】麻黄五分 独活四分 细辛二分 黄芪三分
黄芩三分

上五味，以水六升，煮取二升，分温三服。一服小汗，二服大汗。心热加大黄二分，腹满加枳实一枚，气逆加人参三分，悸加牡蛎三分，渴加栝楼根三分，先有寒加附子一枚。

【白话解】本方主治中风偏枯属气虚感寒者。气虚而郁，风邪扰动，致虚热内扰，故烦热心乱；风寒侵及经络肌腠，故肢节运动拘急不利，甚至疼痛。方中用二分黄芪、细辛，四分独活，黄芩三分，麻黄五分。

方剂加减：若肠胃内有实热积滞，加大黄泻实热，加枳实行气散满；若胃虚而气逆，加人参补气。阳虚而浮越，扰心则悸，加牡蛎三分潜阳安神；气阴两伤者，再加栝楼根三分养阴，则其疗效可嘉；素有阳虚寒盛者，加附子一枚温阳散寒，以观疗效。

【药物组成】麻黄 独活 细辛 黄芪 黄芩

【功效】益气固表，祛风散寒，兼以清热。

【方药分析】方中主药黄芪补气，气行则血行，血行则愈偏枯；麻黄、独活、细辛搜散风寒湿邪，温经行痹、止痛；黄芩，一制约诸药过热，二可清心热。

方剂加减：加大黄泻实热积滞，加枳实行气散满；若胃虚而气逆，治以加人参补脾胃之气，塞因塞用。加牡蛎潜阳安神，加栝楼根养阴，加附子温阳散寒。

【使用注意】本方有汗解之效，一般随进药次数增加，发汗之力增加，如仲景所言"一服小汗，二服大汗"。

【适应证】

1. 治疗气虚夹风之真中风：《千金》三黄汤治中风，手足拘急，百节疼痛，烦热心乱，恶寒，经日不欲饮食。（《金匮要略·中风历节病》）

2. 治疗中风之中脏腑：兼治贼风，偏风，半身不遂，失音不语。（《三因极一病证方论》）

【按语】《千金》三黄汤实为仲景方，孙思邈在《千金要方·卷第八》言"治中风，手足拘挛，百节疼痛，烦热心乱，仲景三黄汤方"。

《近效方》① 术附汤

【歌括】

　　　　一剂分服五钱匕，五片生姜一枣饵，

　　　　枚半附子镇风虚，二术一草君须记。

【仲景方药原文】白术二两　附子一枚半(炮，去皮)　甘草一两(炙)

上三味，剉，每五钱匕，生姜五片，大枣一枚，水盏半，煎七分，去滓，温服。

【注释】①《近效方》：唐代医书，作者不详。

【白话解】本方治疗体虚感风所致诸症。体虚感受寒湿，阳气被遏，故头眩目瞀；脾胃阳虚湿困，故食不知味，治以祛肌腠寒湿、温阳健脾。本方附子用一枚半，以温阳益气，解除头重眩晕。二两白术，一两甘草的比例也不可不记。方药配好后，每服只取五钱匕，用五片生姜，一个大枣共同煮汤饮。如此阳气通畅，疗效自然神奇。

【药物组成】白术　炮附子　炙甘草　生姜　大枣

【功效】温肾补脾，散寒除湿。

【方药分析】方中附子温阳散寒、除湿止痛；白术健脾燥湿，除皮间风水；甘草缓附子之峻，使阳气得温，湿从体表微汗得解；生姜、大枣调和营卫。

【使用注意】一剂分服法，指本方按比例配好后每次取五钱匕，水煎，去滓，分次煎服。

【适应证】《近效方》术附汤治风虚头重眩，苦极，不知食味，暖肌补中，益精气。(《金匮要略·中风历节病》)

【按语】《近效方》术附汤与《金匮要略》白术附子汤药物相同，但剂量有异，煎服方法不同，主治也有别。《金匮要略》白术附子汤中白术、附子、甘草剂量相同，姜用一两半、大枣六枚，上药一次水煎分三次服。主治风湿相搏，身体疼烦，而无里湿者。

崔氏八味丸

(即肾气丸，见妇人杂病)。

《千金》越婢加术汤

(见水气病)。

血痹虚劳方

黄芪桂枝五物汤

【歌括】

> 血痹如风体不仁，桂枝三两芍芪均，
>
> 枣枚十二生姜六，须令阳通效自神。

【仲景方药原文】 黄芪三两　芍药三两　桂枝三两　生姜六两 大枣十二枚

上五味，以水六升，煮取二升，温服七合，日三服。（一方有人参）

【白话解】 本方治疗血痹属血虚受风者。血痹病是由于营卫气血俱虚，感受风寒，导致阳气不通，血凝于肌肤，故以局部肌肤麻木不仁为主症，也会兼有如风痹样疼痛的症状，治疗宜补气养血，通阳祛风行痹。方用黄芪桂枝五物汤。方中桂枝、芍药、黄芪用量均为三两，大枣十二枚，生姜用六两。

【药物组成】 黄芪　芍药　桂枝　生姜　大枣

【功效】 补气行血，温阳行痹。

【方药分析】 本方为桂枝汤去甘草倍生姜，加黄芪组成。治风先治血，血行风自灭。行血先行气，气行则血行。故用黄芪补气而不补血；血寒则凝，血热则行，故用生姜至六两温阳行气行血，增强温煦之功，协桂枝通阳祛邪，畅达血行；白芍配桂枝补益调和营卫以补虚；甘草味甘，甘则缓，缓则血不行，不行则麻木，故去甘草。方虽平淡，配伍极妙。

【适应证】 治疗气血两虚血痹病：血痹阴阳俱微，寸口关上

微，尺中小紧，外证身体不仁，如风痹状，黄芪桂枝五物汤主之。（《金匮要略·血痹虚劳病》）

桂枝加龙骨牡蛎汤

【歌括】

男子失精女梦交，坎离①救治在中爻②，

桂枝汤内加龙牡，三两相匀要细敲。

【仲景方药原文】桂枝　芍药　生姜各三两　甘草二两　大枣十二枚　龙骨　牡蛎各三两

上七味，以水七升，煮取三升，分温三服。

【注释】①坎离：此处指心肾。

②中爻：此处指中宫脾胃。

【白话解】本方治疗阴阳两虚遗精梦交病症。男子遗精、女子梦交的虚劳病，乃由阴阳两虚，心肾不交所致。治疗要点在从中宫脾胃入手，健补脾胃，化生气血，调整阴阳，阳不外浮，阴精内守，心肾既济，用桂枝加龙骨牡蛎汤。方中主药桂枝、白芍调和补益营卫，与龙骨、牡蛎收敛固摄等量相当，均为三两，值得仔细推敲。

【药物组成】桂枝　芍药　生姜　甘草　大枣　龙骨　牡蛎

【功效】调和阴阳，潜阳固摄。

【方药分析】方中桂枝汤，补营卫，调阴阳。正如尤在泾所言"桂枝汤外证得之能解肌去邪气，内证得之能补虚调阴阳"。龙骨、牡蛎，涩敛固精，潜阳入阴。如此则使阴阳相互维系，阳气固密，阴气内守，则精不外泄。

【适应证】虚劳失精梦交证：

（1）夫失精家，少腹弦急，阴头寒，目眩（一作目眶痛），发落，脉极虚芤迟，为清谷，亡血，失精。脉得诸芤动微紧，男子失精，女子梦交，桂枝加龙骨牡蛎汤主之。（《金匮要略·血痹虚劳病》）

（2）疗梦交失精，诸脉浮动，心悸少腹急，隐处寒，目眶痛，头发脱者。（《外台秘要》）

（3）白龙汤（即本方）治男子失精，女子梦交，自汗盗汗等证。（《万病回春》）

（4）治少腹急痛，便溺失精，溲出白液者。（《张氏医通》）

天雄散

【歌括】

　　　阴精不固本之阳，龙骨天雄三两匡[①]，

　　　六两桂枝八两术，酒调钱匕日三尝。

【仲景方药原文】天雄三两(炮)　白术八两　桂枝六两　龙骨三两

上四味，杵为散，酒服半钱匕，日三服，不知，稍增之。

【注释】①匡：纠正，扶助之意。

【白话解】本方紧接上条继续论述治疗阴阳两虚遗精梦交病症。阴精不能固守，究其原因在于阳气虚弱，当用天雄峻补元阳治其本，龙骨收敛固摄治其标，各用三两，另加桂枝六两、白术八两组成天雄散，服法当用酒调服，每次半钱匕，每日3次。

【药物组成】天雄　白术　桂枝　龙骨

【功效】峻补元阳，收敛摄精。

【方药分析】天雄，辛温有大毒，峻补元阳；桂枝、白术，温补元阳；龙骨，收敛摄精。

【使用注意】本方为峻补之剂，峻剂缓投，上药研粉，每次仅用半钱匕，日3次，因天雄有毒，当从小量开始，逐渐加量。

【适应证】治疗虚劳阳痿：

（1）此为补阳摄阴之方，治男子失精，腰膝冷痛。（《方药考》）

（2）本方治五劳七伤，阳痿不起衰损方。（《备急千金要方》）

小建中汤

【歌括】

> 建中即是桂枝汤，倍芍加饴绝妙方，
>
> 饴取一升六两芍，悸烦腹痛有奇长。

【仲景方药原文】桂枝三两（去皮）　甘草三两（炙）　大枣十二枚　芍药六两　生姜三两　胶饴一升

上六味，以水七升，煮取三升，去滓，纳胶饴，更上微火消解，温服一升。日三服。（呕家不可用建中汤，以甜故也）

【白话解】本方治疗虚劳属阴阳两虚、寒热错杂者。小建中汤的药味组成，即桂枝汤中，倍用芍药至六两，加饴糖一升组成，该方治疗阴阳两虚虚劳所致的心悸、心烦、腹中拘急而痛等证有神奇的效果。这是因为脾胃为气血生化之源，中气建则气血自生，阴阳自调，寒热自除；又脾胃为阴阳升降之枢，中气立则得以四运，从阴引阳，从阳引阴，阴阳气血自和，则寒热自除。

【药物组成】桂枝　炙甘草　大枣　芍药　生姜　胶饴

【功效】建立中气，调和阴阳。

【方药分析】饴糖甘温，为主药，益脾养阴，温补中焦；辅以生姜、桂枝、甘草，辛甘化阳，温通血脉通卫；助以芍药、甘草，酸甘以化阴，和营缓急。阴阳既补且和，虚劳得解，悸、烦、腹痛等阴虚，或阴虚而致的阴阳两虚、寒热错杂之症得解。

【适应证】治疗虚劳属阴阳两虚、寒热错杂者：

1. 虚劳里急，悸，衄，腹中痛，梦失精，四肢酸疼，手足烦热，咽干口燥，小建中汤主之。（《金匮要略·血痹虚劳病》）

2. 疗男女因积劳虚损，或大病后不复常，苦四肢沉重，骨肉酸痛，呼吸少气，行动喘乏，胸满气急，腰背胀痛，心中虚悸，咽干唇燥等症。（《备急千金要方》）

3. 主五劳七伤，小腹急，脐下膨胀，两胁胀满，腰背相引，鼻口干燥，胸中气逆，不下饮食等症。（《千金翼方》）

4. 本方疗虚劳里急，腹中痛，梦失精，四肢酸疼，手足烦热，咽干口燥，并妇女少腹痛。（《外台秘要》）

黄芪建中汤

【歌括】

　　　　小建汤加两半芪，诸虚里急治无遗，

　　　　急当甘缓虚当补，愈信长沙百世师。

【加减歌曰】

　　　　气短胸满生姜好，三两相加六两讨，

　　　　如逢腹满胀难消，加茯两半除去枣，

及疗肺虚损不足，补气还须开窍早，

三两半夏法宜加，蠲除痰饮为至宝。

【仲景方药原文】于小建中汤内加黄芪一两半，余依上法。气短胸满者加生姜，腹满者去枣，加茯苓一两半，及疗肺虚损不足，补气加半夏三两。

【白话解】本方治疗阴阳两虚偏气虚者。本方紧承小建中汤，文中虚劳里急是包括上节小建中汤的症状，也属阴阳两虚的虚劳，但较上条病情更重。由于基本病机未变，治疗仍以小建中汤，建立中气、调和阴阳为主，但因病情重，故在小建中汤的基础上，加黄芪一两半益气补虚。此法乃宗《灵枢·终始》篇"阴阳俱不足，补阳则阴竭，运阴则阳脱，如是者可将以甘药，不可饮以至剂"之说，故更加坚信仲景不愧为千百年来的一代宗师。

加减：气短胸满者，是因上焦阳气不足，失于温煦，肺中寒凝气滞所致。生姜由三两加至六两，加强辛散通阳之力，以开宣郁滞，散寒除满；如遇腹满腹胀者，加茯苓一两半以淡渗利湿、健脾助运，大枣味甘性缓，甘能令人中满，有壅滞之性，对于腹满不利，故去之；及疗肺虚损不足，补气加半夏三两，这是因为兼肺气虚损而寒饮痰湿停于肺中，则加半夏降逆涤痰，痰饮既去，肺调畅，则肺虚可愈，故云"补气加半夏"，这也就是前人所谓"以泻为补"的治法。

【药物组成】胶饴　桂枝　芍药　炙甘草　大枣　生姜　黄芪

【功效】补气建中，调补阴阳。

【方药分析】小建中汤建中气、调阴阳；黄芪补气。

【适应证】治疗虚劳属阴阳两虚气虚较重者：

1. 虚劳里急，诸不足，黄芪建中汤主之。（《金匮要略·

血痹虚劳病》)

2. 血刺身痛，本方加川芎、当归。(《直指方》)

3. 本方治脉弦气弱，毛枯槁，发脱落。(《济阴纲目》)

4. 治劳倦所伤，寒温不适，身热头痛，自汗恶寒，脉微而弱。(《张氏医通》)

八味肾气丸

(见妇人杂病篇)。

薯蓣丸

【歌括】

> 三十薯蓣二十草，三姜二蔹百枚枣，
>
> 桔茯柴胡五分匀，人参阿胶七分讨；
>
> 更有六分不参差，芎防杏芍麦术好，
>
> 豆卷地归曲桂枝，均宜十分和药捣；
>
> 蜜丸弹大酒服之，尽一百丸功可造，
>
> 风气百疾并诸虚，调剂阴阳为至宝。

【仲景方药原文】薯蓣三十分　当归　桂枝　干地黄　神曲　大豆黄卷各十分　甘草二十八分　川芎　麦门冬　芍药　白术　杏仁各六分　人参七分　柴胡　桔梗　茯苓各五分　阿胶七分　干姜三分　白蔹二分　防风六分　大枣百枚（为膏）

上二十一味，末之，炼蜜和丸，如弹子大，空腹酒服一丸，一百丸为剂。

【白话解】本方治疗虚劳风气百疾者。虚劳之人气血阴阳诸不足，因虚易感，又兼有外邪。治疗当扶正祛邪，寓祛邪于扶正之中，攻补兼施，使邪去而正不伤，正复而不留邪。方中药物均以分为单位，山药三十分、甘草二十八分、干姜三分、白蔹二分、枣百枚，桔梗、茯苓、柴胡各五分，人参、阿胶各七分，还有川芎、防风、杏仁、白芍、麦冬、白术各六分，黄豆卷、干地黄、当归、神曲、桂枝均十分，上诸药捣为末，炼蜜和丸如弹子大，酒服一丸，一百丸为剂，方可见疗效。

【药物组成】薯蓣　当归　桂枝　干地黄　神曲　大豆黄卷　甘草　芎䓖　麦门冬　芍药　白术　杏仁　人参　柴胡桔梗　茯苓　阿胶　干姜　白蔹　防风　大枣

【功效】补益气血，兼祛风散寒，理气开郁。

【方药分析】薯蓣、人参、白术、茯苓、甘草、干姜、黄豆卷、大枣、甘草、神曲，健脾调中，补益后天；地黄、芍药、当归、川芎、麦冬、阿胶，滋阴养血；柴胡、桂枝、防风，达三阳之表以疏风祛邪；杏仁、桔梗、白蔹，祛风散邪，理气开郁。诸药合用，补气血祛风邪，攻补兼施，寓攻于补。

【适应证】治虚劳气血阴阳俱不足，兼有外邪者：

（1）虚劳诸不足，风气百疾，薯蓣丸主之。（《金匮要略·血痹虚劳病》）

（2）本方去白蔹加黄芪，取名大薯预九，治男子五劳七伤，晨夜气喘急，内冷身重，骨节烦疼，腰背酸痛，引腹内，赢瘦不得饮食，妇人绝孕，疝瘕诸疾。（《外台》引《古今录验》）

酸枣仁汤

【歌括】

酸枣二升先煮汤，茯知二两佐之良，

芎甘各一相调剂，服后恬然足睡乡。

【仲景方药原文】酸枣仁二升　甘草一两　知母二两　茯苓二

两 川芎二两

上五味，以水八升，煮酸枣仁，得六升，纳诸药，煮取三升，分温三服。

【白话解】本方治疗虚烦失眠属心肝血虚者。方中酸枣仁二升，茯苓、知母各二两，川芎、甘草各一两，该方有很好的安眠作用。

【药物组成】酸枣仁 甘草 知母 茯苓 川芎

【功效】养阴清热，宁心安神。

【方药分析】方中主药酸枣仁，补肝养心安神；辅以茯苓、甘草，补脾和中、宁心安神；川芎，疏达肝气，调血养肝；心肝血虚，易生虚热，知母养阴清虚热、除烦。

【使用注意】仲景方后注中煎法用"先煮酸枣仁后纳诸药同煮"，与现在用法有别，现一般炒熟枣仁，而且打碎后用，故不先煮。

【适应证】失眠属心肝血虚者。

（1）虚劳虚烦不得眠，酸枣汤主之。（《金匮要略·血痹虚劳病》）

（2）本方加麦门冬、干姜，主伤寒及吐下后，心烦乏气，不得眠。（《千金翼方》）

（3）本方加生姜一两，或加桂二两，名小酸枣仁汤，治疗虚劳不得眠，烦不可宁者。（《外台秘要》）

大黄䗪虫丸

【歌括】

　　　　干血致劳穷源委，缓中补虚治大旨，
　　　　蛴螬百个䗪半升，桃杏虻虫一升止，

一两干漆十地黄，更用大黄十分已，

三甘四芍二黄芩，五劳要证须用此。

此方世医勿惊疑，起死回生大可恃。

【仲景方药原文】大黄十分（蒸）　黄芩二两　甘草三两　桃仁一升　杏仁一升　芍药四两　干地黄十两　干漆一两　虻虫一升　水蛭百枚　蛴螬一升　蟅虫半升

上十二味，末之，炼蜜和丸小豆大，酒饮服五丸，日三服。

【白话解】本方治疗虚劳干血。虚劳根源是瘀血内停日久而成干血，新血不生，久而成虚。治疗本病的大法是缓中补虚，即缓消瘀血以生新血，进而达补虚而治虚劳之目的。大黄蟅虫丸由蛴螬、水蛭各一百枚，蟅虫半升，桃仁、杏仁、虻虫各一升，干漆一两，干地黄十两，大黄十分，甘草三两，芍药四两，及黄芩二两组成。治五劳七伤，一般用的是补法，而本方的治法是攻，很令人疑虑惊奇，但仲景常用它治疗虚劳而起死回生，其疗效足以令人信赖。

【药物组成】大黄　黄芩　甘草　桃仁　杏仁　芍药　干地黄　干漆　虻虫　水蛭　蛴螬　蟅虫

【功效】缓中补虚。

【方药分析】大黄、蟅虫为君，君以大黄，是听令以将军矣；蟅虫破坚通络行伤，确有神功，故方名标而出之。桃仁、干漆、蛴螬、水蛭、虻虫为臣，大量活血药效专力宏，助主药推荡逐瘀，起到"虫以动其瘀"的目的。干地黄、白芍、杏仁为臣，滋阴养血，濡润血燥，助主药行血。黄芩、甘草、酒、白蜜为佐使，黄芩清郁热。酒活血、行其药势，引药达病所。炼蜜合甘草解诸药之毒、和药性。

【使用注意】从方剂组成来看，本方为活血化瘀峻剂，要达到活血而不伤正，其剂型为丸不可忽视，体现了峻剂缓投，寓补益于消瘀之中，以达缓中补虚之效。

【适应证】治疗癥瘕积聚属瘀血者：

（1）干血劳：五劳虚极羸瘦，腹满不能饮食，食伤、忧伤、饮伤、房室伤、饥伤、劳伤、经络营卫气伤，内有干血，肌肤甲错，两目黯黑，大黄䗪虫丸主之。（《金匮要略·血痹虚劳病》）

（2）腹部癥瘕：治腹胀有形块，按之而痛不移，口不恋食，小便自利，大便黑色，面黄肌削者，血证谛也，此丸主之。（《济阴纲目》）

附　方

《千金翼方》炙甘草汤

【歌括】

结代脉①须四两甘，枣枚三十桂姜三，

半升麻麦一斤地，二两参胶酒水涵。

【仲景方药原文】甘草四两（炙）　桂枝　生姜各三两　麦门冬半升　麻仁半升　人参　阿胶各二两　大枣三十枚　生地黄一斤

上九味，以酒七升，水八升，先煮八味，取三升，去滓，纳胶烊消尽，温服一升，日三服。

【注释】①结代脉：结脉与代脉都是心律失常，脉有歇止。

【白话解】本方治疗阴阳气血俱虚之心动悸、脉结代之症。须用炙甘草汤治疗，其方重用炙甘草四两，大枣三十枚，桂枝、生姜各三两，麻子仁和麦冬各半升，干地黄一斤，人参、阿胶各二两。九味药用水酒合煮。

【药物组成】炙甘草　桂枝　生姜　麦门冬　麻仁　人参　阿胶　大枣　生地黄

【功效】益气养血，通阳复脉。

【方药分析】本方以炙甘草为主药，大补中州，以资化源。生地伍麦冬、阿胶、麻仁、人参、大枣，滋阴养血；桂枝伍生姜，温通心阳。清酒煎药，取其温通之性，配合桂枝，畅利血络，通阳复脉。

【适应证】

1. 治疗气血俱虚之心悸：伤寒，脉结代，心动悸，炙甘草汤主之。(《伤寒论·太阳病》)

2. 治疗虚劳

(1)《千金翼》炙甘草汤治虚劳不足，汗出而闷，脉结悸，行动如常，不出百日，危急者十一日死。(《千金翼方》)

(2) 骨蒸劳嗽，抬肩喘息，多梦不寐，盗汗，痰中血丝，寒热交往，颊红赤，虚里动甚，恶不惯气，而欲吐之，宜此方。若下利，去麻仁加干姜，水煮之为佳。(《类聚方广义》)

3. 治疗肺痿

(1) 肺痿涎唾多，出血，心中温温液液者。(《外台秘要》)

(2) 治酒色过度，虚劳少血，液内耗，心火自炎，致令燥热乘肺，咯唾脓血，上气涎潮，其嗽连续不已者。(《张氏医通》)

【按语】《千金翼方》炙甘草汤，实为仲景方，首载于《伤寒论》第177条，"伤寒，脉结代，心动悸，炙甘草汤主之"。

《肘后方》 獭肝散

【歌括】

> 獭肝变化少人知，一月能生一叶奇①，
>
> 鬼疰②冷劳③宜此物，传尸④虫蛊⑤是专司。

【仲景方药原文】獭肝—具，炙干末之，水服方寸匕，日三服。

【注释】①一月能生一叶奇：《绛雪园古方选注》云："獭肝一月生一叶，又有一叶退"。考《中药大辞典》，獭肝分为六片，并无獭肝每月可生一叶现象。淡水獭每年春、夏均可交配，孕期仅两月，每次产胎1~4只，一年孕5~6次，生殖频繁，取肝亦易，可做参考。

②鬼疰（zhù）：疰，意同"住"，病名。指传染性疾病，病邪交相感易，一人病死，一人复得，因病情隐匿难见，有似"鬼"居住，故名。

③冷劳：指寒性虚劳病。

④传尸：病名，指能互相传染的消耗性疾病。

⑤虫蛊：病名，指虫毒积聚而引起的胀满积块之病。

【白话解】本方治疗传染性的疑难杂症。水獭生活习性很少有人了解，其肝取用非常方便，有"一月能生一叶"的传奇比喻。獭肝散专门可治疗鬼疰、冷劳、传尸、虫蛊等具有传染性的疑难杂症。

【药物组成】獭肝

【功效】滋阴清热，止咳除蒸。

【方药分析】獭肝，指鼬科动物水獭的肝脏，功能养阴清热，止嗽除蒸，止血。可治阴虚劳热，盗汗，劳嗽、咳血等。

【使用注意】用时取水獭剖腹取肝，水煮，去除筋膜，切为小块，晾干即可。

【适应证】

1. 治疗具有传染性的疑难杂症

（1）《肘后》獭肝散治冷劳，又主鬼疰，应一门相染。（《金匮要略·血痹虚劳病》）

（2）治留邪鬼魅方，水服獭肝末，日三。（《备急千金要方》）

2. 治疗阴虚内热病证：香月牛山曰：骨蒸劳热之证，獭肝服之，或将獭肉用豆酱汤煮食亦佳，亦常用之，多奏效，秘方也。（《汉药神效方》）

卷 三

肺痿肺痈咳嗽上气方

甘草干姜汤

【歌括】

二两干姜四炙甘，姜须炮透旨须探，

肺中津涸方成痿，气到津随得指南。

【仲景方药原文】甘草四两（炙）　干姜二两（炮）

上㕮咀，以水三升，煮取一升五合，去滓，分温再服。

【白话解】本方治疗虚寒肺痿。肺痿是因咳喘日久不愈，肺气痿弱，津液枯涸而致，以气短、咳吐浊唾涎沫、反复发作为临床特点的疾病。治疗当温肺复气，气生津回，方得旨要。方中二两干姜、四两炙甘草，干姜须炮用，其中寓意应当研究。

【药物组成】炙甘草　炮干姜

【功效】温肺复气。

【方药分析】炙甘草，益气调中补虚。干姜，温阳（内守）散寒。两药相配，辛甘化阳，温肺复气。本方含有培土生金之意。

【适应证】

1. 治疗虚寒肺痿：肺痿吐涎沫而不咳者，其人不渴，必遗尿，小便数，所以然者，以上虚不能制下故也。此为肺中冷，必眩，多涎唾，甘草干姜汤以温之。(《金匮要略·肺痿肺痈咳嗽上气病》)

2. 治疗脾寒证：治脾中冷痛，呕吐不食者；治男女诸虚出血，胃寒，气不能归元，无以收约其血。(《直指方》)

3. 治疗寒饮证：治厥而烦躁，多涎唾者。(《方极》)

射干麻黄汤

【歌括】

> 喉中咳逆水鸡声，三两干辛款菀行，
> 夏味半升枣七粒，姜麻四两破坚城。

【仲景方药原文】射干十三枚（一法三两）　麻黄四两　生姜四两　细辛三两　紫菀三两　款冬花三两　五味子半斤　大枣七枚　半夏大者八枚（洗）（一法半升）

上九味，以水一斗二升，先煮麻黄两沸，去上沫，纳诸药，煮取三升，分温三服。

【白话解】本方治疗咳喘属寒饮郁肺者。咳嗽气喘、喉中水鸡声，其病机为寒饮郁肺，肺气失宣，痰阻气逆。治方中有射干、细辛、款冬花、紫菀各三两，半夏、五味子各半升，大枣七粒，生姜、麻黄各四两。

【药物组成】射干　麻黄　生姜　细辛　紫菀　款冬花　五味子　大枣　半夏

【功效】散寒宣肺，降逆化痰。

【方药分析】方中射干，开结消痰、利咽喉、开提肺气，善治痰鸣气喘；麻黄，宣肺平喘化痰；生姜、细辛、半夏，辛温宣肺，降逆逐饮；五味子，收敛肺气，防他药宣散太过；紫菀、冬花，降气止咳化痰；生姜、大枣，调和营卫。

【适应证】治疗慢性咳喘属寒饮郁肺者：咳而上气，喉中水鸡声，射干麻黄汤主之。（《金匮要略·肺痿肺痈咳嗽上气病》）

皂荚丸

【歌括】

> 浊痰上气坐难眠，痈势将成壅又坚，
>
> 皂荚蜜丸调枣下，绸缪须在雨之前。

【仲景方药原文】皂荚八两（刮去皮，用酥炙）

上一味，末之，蜜丸梧子大，以枣膏和汤服三丸，日三夜一服。

【白话解】本方治疗咳喘属痰浊壅肺者。咳逆上气，严重时不能平卧，影响睡眠，这是肺中痰浊壅实，将有成痈之势。治疗可将皂荚研末制成蜜丸，并用枣膏调服，当未雨绸缪，峻逐顽痰，以防成痈。

【药物组成】皂荚

【功效】峻涤顽痰。

【方药分析】皂荚，宣壅导滞，利窍涤痰；枣膏、蜜，甘缓和中，顾护脾胃。

【使用注意】酥炙，即用羊奶或牛奶奶油涂于皂荚上，用火烘烤。可减缓其燥烈之性。蜜丸梧子大，以枣膏和汤服，日四次。

【适应证】

1. 治疗咳嗽气喘病：咳逆上气，时时吐唾浊，但坐不得

眠，皂荚丸主之。(《金匮要略·肺痿肺痈咳嗽上气病》)

2. 治喉闭风难治者：猪牙皂角一条，用蜜调和，水煎，如急立服，缓则露一宿，尤妙。(《寿世保元》)

厚朴麻黄汤

【歌括】

> 杏仁夏味半升量，升麦四麻五朴良，
>
> 二两姜辛膏蛋大，脉浮咳喘此方当。

【仲景方药原文】厚朴五两　麻黄四两　石膏如鸡子大　杏仁半升　半夏半升　干姜二两　细辛二两　小麦一升　五味子半升

上九味，以水一斗二升，先煮小麦熟，去滓，纳诸药，煮取三升，温服一升，日三服。

【白话解】本方主治咳喘属寒饮邪实上迫于肺者。脉浮为里邪偏上、偏表之证。方中杏仁、半夏、五味子各半升，小麦一升，麻黄、五味子、厚朴各四两，干姜、细辛各二两，石膏鸡蛋大。

【药物组成】厚朴　麻黄　石膏　杏仁　半夏　干姜　细辛　小麦　五味子

【功效】散饮降逆，止咳平喘。

【方药分析】方中厚朴、杏仁，止咳降气以治其标；麻黄宣肺平喘，配石膏发越水气；干姜、细辛、五味子、半夏，温肺化饮止咳、降逆平喘；小麦，安中益气。

【适应证】治疗咳喘属寒饮挟热上迫于肺者：

(1) 咳而脉浮者，厚朴麻黄汤主之。(《金匮要略·肺痿肺痈咳嗽上气病》)

(2) 治咳而大逆上气，胸满，喉中不利如水鸡声，其脉浮者。(《千金方》)

泽漆汤

【歌括】

> 五两紫参姜白前，三升泽漆①法分煎，
>
> 桂芩参草同三两，半夏半升涤饮专。

【仲景方药原文】半夏半升　紫参五两（一作紫菀）　泽漆三斤（以东流水五斗，煮取一斗五升）　生姜五两　白前五两　甘草　黄芩　人参　桂枝各三两

上九味，㕮咀，纳泽漆汁中，煮取五升，温服五合，至夜尽。

【注释】①三升泽漆：据明邓珍版《金匮要略方论》，"三升泽漆"当为"三斤泽漆"，宜从。

【白话解】本方治咳喘属寒饮邪实偏里偏下者。脉沉，为水饮邪气偏下偏里之证，与上方所主病邪偏上相对。晋·王叔和在《脉经》中对本方的证候有这样的论述："寸口脉沉，胸中引胁痛，胸中有水气，宜服泽漆汤"。所以本证除咳喘、脉沉外，还应有胸胁疼痛、小便不利或身浮肿等水停在里证。本方有紫参、生姜、白前各五两，按常法泽漆三斤与他药分煎，桂枝、黄芩、人参同为三两，半夏半升，专以涤饮。

【药物组成】半夏　紫参　泽漆　生姜　白前　甘草　黄芩　人参　桂枝

【功效】逐水通阳，止咳平喘。

【方药分析】泽漆，大戟科植物，利水作用类大戟，功善利水逐饮消痰；紫参，《本经》谓之"利小便，通大便"，以使水饮二便分消；桂枝、甘草，通阳化气；人参，大补元气；白前、生姜、半夏，化痰降逆、止咳平喘；饮邪内结，阳气郁

久而化热，佐黄芩清郁热。

【适应证】治疗咳喘属寒饮停于胸肺偏下偏里脉沉者，泽漆汤主之。(《金匮要略·肺痿肺痈咳嗽上气病》)

麦门冬汤

【歌括】

火逆原来气上冲，一升半夏七升冬，

参甘二两粳三合，枣十二枚是正宗。

【仲景方药原文】麦门冬七升　半夏一升　人参　甘草各二两　粳米三合　大枣十二枚

上六味，以水一斗二升，煮取六升，温服一升，日三夜一服。

【白话解】本方治疗虚热肺痿。其火逆的本义是气上冲之候。本病咳吐浊唾涎沫，量少，不易出，伴咽痒、口干等。方中组成有半夏一升，麦冬七升，人参、甘草均二两，粳米三合，大枣十二枚。

【药物组成】麦门冬　半夏　人参　甘草　粳米　大枣

【功效】清养肺胃，止逆下气。

【方药分析】麦门冬滋养肺胃之阴津；半夏，降逆下气、化痰；人参、大枣、甘草、粳米，养胃益气生津，含有培土生金之意。

【适应证】

1. 治疗虚热肺痿

（1）大逆上气，咽喉不利，止逆下气者，麦门冬汤主之。(《金匮要略·肺痿肺痈咳嗽上气》)

（2）治肺痿，咳唾涎沫不止，咽燥而渴。(《肘后备急方》)

2. 治疗风寒咽痒：治肺胃气壅，风寒传咽喉。(《圣济总录》)

3. 治疗津亏噎膈：治老人津液枯槁，食物难下咽似膈症者。(《方函口诀》)

葶苈大枣泻肺汤

【歌括】

　　　　喘而不卧肺成痈，口燥胸疼数实呈，

　　　　葶苈一九十二枣，雄军直入夺初萌。

【仲景方药原文】葶苈(熬令黄色，捣丸如弹子大)　　大枣十二枚

上先以水三升，煮枣取二升，去枣，纳葶苈，煮取一升，顿服。

【白话解】本方治疗肺痈初成，邪实壅滞者。症见咳喘不得平卧，并伴有口燥、胸疼、脉数有力等邪实气逆证，用弹子大小的葶苈子一枚和大枣十二枚来治疗，药力峻猛，如百万雄师荡涤初起之肺痈。

【药物组成】葶苈　大枣

【功效】开泄肺气，逐痰去壅。

【方药分析】葶苈子苦寒，开泄肺气有泻水逐痰之效，又恐其逐水泻肺太过伤正，故辅以大枣甘温安中，缓和药性，使祛邪而不伤正。

【使用注意】本方服法依仲景意，当一次性服下，使邪去正安。但也要注意邪实正气不足时，应量力而行，不能久攻，或配合扶正，以免正气不支。

【适应证】

1. 治疗邪实肺痈

(1) 肺痈，喘不得卧，葶苈大枣泻肺汤主之。(《金匮要

略·肺痿肺痈咳嗽上气》)

（2）肺痈胸胀满，一身面目浮肿，鼻塞清涕出，不闻香臭酸辛，咳逆上气，喘鸣迫塞，葶苈大枣泻肺汤主之。（《金匮要略·肺痿肺痈咳嗽上气》)

2. 治疗肺实咳嗽：治卒得咳嗽方，熬捣葶苈一两，干枣三枚，水三升，先煮取一升，去枣纳葶苈，取五合，大人分三服，小儿则为四服。（《肘后备急方》)

3. 治疗肺实作喘：治喘而不得卧，又治一身面目浮肿，咳逆上气，喘鸣息迫者。（《方机》)

桔梗汤

【歌括】

脓如米粥肺须清，毒溃难支药要轻，
甘草二分桔一两，土金合化得生生。

【仲景方药原文】桔梗一两　甘草二两

上二味，以水三升，煮取一升，分温再服，则吐脓血也。

【白话解】本方治疗肺痈脓成之证。脓毒破溃时，出现咳吐米粥样的脓血，治疗时当清肃肺金。此时脓毒溃破之时，正气被耗，常常难支，故药量应当轻清，可用甘草二两、桔梗一两。甘草味甘入脾，含培土生金之意。桔梗清金排脓。二药相合，土金合化，肺金可复。

【药物组成】桔梗　甘草

【功效】排脓解毒。

【方药分析】桔梗，入肺，宣提肺气排脓。甘草，生用，清热解毒。

【适应证】

1. 治疗痈脓已成

（1）咳而胸满，振寒脉数，咽干不渴，时出浊唾腥臭，久久吐脓如米粥者，为肺痈，桔梗汤主之。（《金匮要略·肺痿肺痈咳嗽上气》）

（2）痘疮初出咳嗽，至尽未愈者，是肺中余邪未尽也。（《证治准绳》）

2. 治喉痹。（《肘后备急方》）

3. 治斑已出，时时与之，快咽喉，宽利胸膈咽。（《兰室秘藏》）

【按语】陈修园的"土金合化"有待商榷，炙甘草味甘入脾，健脾，培土生金。生甘草味苦，善于清热解毒，正合本方所治"排脓解毒"。陈修园所论培土生金之效，是指炙甘草，而仲景原方是生甘草。

越婢加半夏汤

【歌括】

> 风水①多兮气亦多，水风相搏浪滔滔，
> 全凭越婢平风水，加夏半升奠巨波。

【仲景方药原文】麻黄六两　石膏半斤　生姜三两　大枣十五枚　甘草二两　半夏半升

上六味，以水六升，先煮麻黄，去上沫，纳诸药，煮取三升，分温三服。

【注释】①风水：水气病的一种，是内有水气，外和风邪，水气在表的水肿病。因肺合皮毛，故与肺关系密切。

【白话解】本方治疗咳喘属饮盛于肺，泛溢于表者。风水壅盛，肺气失和，肺失清肃。同时，风与水相搏，水湿也会泛溢，形成水肿。方中越婢汤发越水气，治疗风水；加半夏半升，加强散水、降逆之功，使水肿消散，肺气平复。

【药物组成】麻黄　石膏　生姜　大枣　甘草　半夏

【功效】宣肺泄热，化饮降逆。

【方药分析】麻黄、石膏宣肺平喘，辛凉配伍发越水气兼清里热；生姜、半夏散饮降逆；甘草、大枣、生姜安中补脾，调和营卫。

【适应证】

1. 治疗素有痰饮内伏，外感引发咳喘病

（1）咳而上气，此为肺胀，其人喘，目如脱状，脉浮大者，越婢加半夏汤主之。（《金匮要略·肺痿肺痈咳嗽上气》）

（2）咳而上气，喘而呕者，越婢半夏汤主之。（《方机》）

2. 治疗水气病而兼肺胃气逆证：本方治越婢汤证而呕逆者。（《方极》）

小青龙加石膏汤

【歌括】

小龙分两照原方，二两膏加仔细详。

水饮得温方可散，欲除烦躁藉辛凉。

【仲景方药原文】麻黄　芍药　桂枝　细辛　甘草　干姜各三两　五味子　半夏各半升　石膏二两

上九味，以水一斗，先煮麻黄去上沫，内诸药，煮取三升。强人服一升，羸者减之，日三服，小儿服四合。

【白话解】本方治疗咳喘属水饮郁肺夹热者。小青龙加石膏汤，是原方小青龙汤剂量不变，藉此温肺化饮；加上辛凉的石膏二两，除因郁热而生的烦躁。本方治疗水饮郁肺之阴邪为主，故方药特点以辛温为主，加用石膏为辅，这点一定要清楚。

【药物组成】麻黄　芍药　桂枝　细辛　甘草　干姜　五味子　半夏　石膏

【功效】化饮解表，清热除烦。

【方药分析】方中小青龙汤温肺化饮为主，兼解表邪；加石膏清解郁热以除烦。

【适应证】

1. 治疗寒饮郁肺兼有郁热的咳嗽气喘病：肺胀，咳而上气，烦躁而喘，脉浮者，心下有水，小青龙加石膏汤主之。（《金匮要略·肺痿肺痈咳嗽上气》）

2. 治疗寒饮郁肺兼有郁热的支饮或悬饮：咳而上气肺胀，其脉浮，心下有水气，胁下痛引缺盆，设若有热者，必燥，其常倚状，小青龙加石膏汤主之。（《备急千金要方》）

附　方

《外台》炙甘草汤

（见血痹虚劳篇）。

《千金》甘草汤

【歌括】

　　　　甘草名汤咽痛求，方效二两不多收，
　　　　后人只认中焦药，谁识少阴主治优。

【仲景方药原文】甘草二两

上一味，以水三升，煮减半，分温三服。

【白话解】本方治疗少阴咽痛。方中只用生甘草二两即可，后人仅仅知道甘草（多为炙用）为补益中焦之品，应该认识到甘草（多为生用）是主治少阴咽痛的主药。此方所治咽痛是邪热客于咽部，或客热中于少阴经脉。

【药物组成】甘草

【功效】清热泻火，解毒缓痛。

【方药分析】甘草生用，凉而泻火，清热解毒，能消痈肿而利咽喉。方用一味，其力更专。轻度红肿之咽痛服之则愈。

【适应证】

1. 治疗阴虚感邪咽痛及其他咽痛

（1）少阴病二三日，咽痛者，可与甘草汤；不差，与桔梗汤。（《伤寒论·少阴病》311条）

（2）用本方治病急迫，及咽急痛者。（《方极》）

2. 治痈肿

（1）治热毒肿，又治舌卒肿起，满满塞喉，气息不通，顷刻杀人。（《圣济总录》）

（2）解药毒，蛊毒、虫蛇诸毒。（《得效方》）

（3）甘草膏为国老膏，能治一切痈疽，服之能消肿逐毒。（《锦囊秘录》）

3. 治小儿撮口发痉噤：用生甘草钱半，水一盏煎六分，温服令吐痰涎后，以乳汁滴儿口中。（《玉函经》）

4. 治疗小儿遗尿尿血

（1）治小儿遗尿，大甘草头，煎汤，夜夜服之。（《危氏得效方》）

（2）治小儿尿血，甘草一两二钱，水六合，煎二合，一岁儿一日服尽。（《至宝方》）

5. 治便秘：甘草一两，锉碎，井水浓煎，入酒调服，能疏导恶物。（《直指方》）

《千金》生姜甘草汤

【歌括】

肺痿唾涎咽燥殃，甘须四两五生姜，

枣枚十二参三两，补土生津润肺肠。

【仲景方药原文】生姜五两　人参三两　甘草四两　大枣十五枚

上四味，以水七升，煮取三升，分温三服。

【白话解】本方治疗虚寒肺痿。本证常由肺气虚寒既不化津，故咳唾黏涎色白、量多、清稀，又不能生津，故咽干、口渴等症，可用《备急千金要方》生姜甘草汤，治当培土生金，化痰生津。方用甘草四两，生姜五两，大枣十二枚，人参三两。

【药物组成】生姜　人参　甘草　大枣

【功效】补脾益气，化痰止咳。

【方药分析】方中人参、甘草、大枣补脾益气，化生津液，固摄津液；生姜温肺化痰饮。

【适应证】治疗虚寒肺痿：《千金》生姜甘草汤治肺痿咳唾涎沫不止，咽燥而渴。（《金匮要略·肺痿肺痈咳嗽上气》）

《千金》桂枝去芍药加皂荚汤

【歌括】

桂枝去芍本消阴，痰饮挟邪迫肺金。

一个皂①驱黏腻浊，桂枝运气是良箴。

【仲景方药原文】桂枝　生姜各三两　甘草二两　大枣十枚　皂荚二枚（去皮子，炙焦）

上五味，以水七升，微火煮取三升，分温三服。

【注释】①一个皂：据邓珍本《金匮要略》为"皂荚二枚"，宜从。

【白话解】本方治疗虚寒肺痿兼痰涎壅遏者。芍药益阴有碍行散，故用桂枝去芍药汤温阳行气，以消阴翳。若顽痰挟外邪阻滞于肺，仅用行散之品尚显力量不够，当再用两枚皂角涤黏腻之痰以除壅，本方桂枝温运阳气以治本，故起到了至关重要的作用。

【药物组成】桂枝　生姜　甘草　大枣　皂荚

【功效】温阳行气，涌吐痰涎。

【方药分析】桂枝去芍药汤温运阳气，桂枝、生姜解表而能通阳；大枣、甘草扶正以温阳，去芍药后，可起解表不留邪、温通无碍阳的作用。皂荚涤痰除壅以治其标。本方实为补中兼攻之剂，对于肺气虚寒当温补、痰涎壅遏又非涤不可者尤为适宜。

【适应证】治虚寒肺痿兼痰涎壅遏者：《千金》桂枝去芍药加皂荚汤治肺痿吐涎沫。（《金匮要略·肺痿肺痈咳嗽上气》）

《外台》桔梗白散

【歌括】

　　　　巴豆熬来研似脂，只须一分守成规，

　　　　更加桔贝均三分，寒实结胸细辨医。

【仲景方药原文】桔梗　贝母各三分　巴豆一分（去皮熬，研如脂）

上三味，为散，强人饮服半钱匕，羸者减之。病在膈上者吐脓血，膈下者泻出，若下多不止，饮冷水一杯则定。

【白话解】本方治疗寒实结胸。因寒痰冷饮内结胸膈脘腹，故局部疼痛拒按为主症，常伴有小便清利，舌淡苔白滑。治宜温寒逐水开结之法，方用桔梗白散，即仲景的三物白散。方用巴豆一分，熬黑研如脂，更用桔梗、贝母各三分，三味同为散。

【药物组成】桔梗　贝母　巴豆

【功效】温寒逐水，除痰破结。

【方药分析】方中贝母消痰散结；桔梗开提肺气，通调水道；巴豆为方中主药，大辛大热，散冷积，逐寒水；巴豆有催吐、泻下的双向作用，故服后，顽痰水饮结于膈上者，可吐而出之；结于膈下者，可泻而祛之。

【使用注意】因吐下易伤胃气，故用"白饮"送服。因巴豆得热则行，遇冷则止，故服后"不利进热粥一杯，利过不止进冷粥一杯"以作调节。

【适应证】

1. 治疗肺痈脓成未溃者：《外台》桔梗白散治咳而胸满，振寒脉数，咽干不渴，时出浊唾腥臭，久久吐脓如米粥者，为肺痈。（《金匮要略·肺痿肺痈咳嗽上气》）。

2. 治疗寒实结胸证：病在阳，寒实结胸，无热证者，与三物小陷胸汤，白散亦可服。（《伤寒论·太阳病》141条）

3. 治疗阴结病：用逆害饮食方（本方加矾石）治腹中冷癖，水谷阴结，心下停痰，两胁痞满，按之鸣转者。（《肘后方》）

4. 治疗邪结在上：治毒在胸咽，或吐下如脓汁者。(《方极》)

《千金》苇茎汤

【歌括】

胸中甲错肺痈成，烦满咳痰数实呈。

苡瓣半升桃五十，方中先煮二升茎。

【仲景方药原文】苇茎二升　薏苡仁半升　桃仁五十枚　瓜瓣半升

上四味，以水一斗，先煮苇茎得五升，去滓，纳诸药，煮取二升，服一升，再服，当吐如脓。

【白话解】本方治疗肺痈成脓期。胸中甲错是因热壅血瘀、肌失濡养；邪热壅肺则烦满咳嗽吐痰腥臭。治宜清肺化痰，活血排脓。方中薏苡仁、瓜瓣各半升，桃仁五十枚，苇茎五升须先煮。

【药物组成】苇茎　薏苡仁　桃仁　瓜瓣

【功效】清热化痰，逐痰排脓。

【方药分析】苇茎清肺泻热，清热而不伤阴；薏苡仁、瓜瓣，消痈排脓、清肺化痰；桃仁活血祛瘀，使瘀不成，以截断痈脓形成之因。

【适应证】治疗肺痈成脓期：

1. 《千金》苇茎汤治咳有微热，烦满，胸中甲错，是为肺痈。(《金匮要略·肺痿肺痈咳嗽上气》)

2. 此方平淡，而有意外之效。以微热与胸中甲错为目的，胸中甲错者，有蓄血故也，即无蓄血，亦宜有咯血之候。(《方函口诀》)

3. 苇茎汤当以吐脓血臭痰为目的，然非多日多服，则难见其效，且每间七日十日用白散或乌梅丸，取吐下为佳，瓜瓣今用冬瓜子，胸中甲错者，胸膈之肌肉枯错，无血液之滋也。（《类聚方广义》）

奔豚气病方

奔豚汤

【歌括】

气冲腹痛号奔豚，四两夏姜五葛根，

归芍芎芩甘二两，李皮①须到一升论。

【仲景方药原文】甘草　川芎　当归　黄芩　芍药各二两半夏　生姜各四两　生葛五两　甘李根白皮①一升

上九味，以水二斗，煮取五升，温服一升，日三夜一服。

【注释】①李皮：即李树根的白皮，称李根白皮。

【白话解】本方治疗肝气奔豚属肝郁化热者。奔豚，病以腹痛开始，继之气从小腹上冲胸咽，发作时痛苦欲死，平复后一如常人，呈阵发性发作。奔豚的发作特点与冲脉有关，《内经》言"冲脉之为病令人逆气里急"。除此还和脏腑失调相联系，本病病机以肝郁化热，气逆上冲为主。方中半夏、生姜各四两，葛根五两，当归、白芍、川芎、黄芩、甘草各二两，李根白皮用量大，须用到一升。

【药物组成】甘草　川芎　当归　半夏　黄芩　生葛　芍药　生姜　甘李根白皮

【功效】疏肝清热，降逆平冲，缓急止痛。

78

【方药分析】方中李根白皮，即李树根的白皮部分，为主药，性苦味咸寒，入足厥阴肝经，清热降逆，疏达肝气，善治气冲，为治奔豚气的专用之品。《本草别录》谓之"大寒无毒，主消渴，止心烦，逆奔气"。《长沙药解》言其"下肝气之奔冲，清风木之郁热"。《外台》治奔豚方13首，用李根八首。临床此药常缺，可用川楝子、桑根白皮等代用。气郁则血郁，故用当归、芍药、川芎养血调血。生姜、半夏、黄芩解郁清热，降逆和胃。肝主筋，本病发作时筋脉拘急，故用生葛根舒筋脉，《本经》谓之"……诸痹，起阴气，解诸毒"。甘草，调和诸药，缓急止痛。

【适应证】

1. 治疗肝气奔豚属肝郁化热者：奔豚气上冲胸，腹痛，往来寒热，奔豚汤主之。（《金匮要略·奔豚气病》）

2. 治疗奔豚属肾阳虚格阳者：本方去川芎、黄芩，加桂心、人参，治虚劳五脏气损，游气归上，上走时若群豚相逐，阴痿上引少腹急痛，面热赤色，喜怒无常。（《外台秘要》）

3. 治疗肝气奔豚寒气属肝气挟寒上逆者：本方加川楝子、茯苓、橘核、荔枝子、小茴香、木香，治下焦有寒，肝气挟寒上逆的奔豚气。（《医学心悟》）

桂枝加桂汤

【歌括】

> 气从脐逆号奔豚，汗为烧针启病源，
> 只取桂枝汤本味，再加二两桂枝论。

【仲景方药原文】桂枝五两　芍药三两　甘草二两（炙）　生姜三两　大枣十二枚

上五味，以水七升，微火煮取三升，去滓，温服一升。

【白话解】本方治疗肾气奔豚属阳虚寒逆者。寒气奔豚，病因为烧针逼汗，汗出过多而伤心阳，心阳虚不能制约肾水，肾中水寒之气循冲脉上逆，则气从少腹上冲心胸，发为奔豚。本方以桂枝汤为基本方，将方中桂枝再加二两，温心阳，降逆气。

【药物组成】桂枝　芍药　炙甘草　生姜　大枣

【功效】温通心阳，平冲降逆。

【方药分析】本方具有温通心阳，平冲降逆之功。其组成即桂枝汤加重桂枝用量而成，重用桂枝，意在温通心阳，以制肾水寒气，即方后注云："所以加桂者，以泄奔豚气也"。

【适应证】

1. 治疗肾气奔豚属阳虚寒逆者：发汗后，烧针令其汗，针处被寒，核起而赤者，必发奔豚，气从少腹上至心，灸其核上各一壮，与桂枝加桂汤主之。(《金匮要略·奔豚病》)

2. 治桂枝汤证，而上冲剧者。(《类聚方广义》)

茯苓桂枝甘草大枣汤

【歌括】

八两茯苓四两桂，炙甘二两悸堪治，

枣推十五扶中土，煮取甘澜①两度施。

【仲景方药原文】茯苓半斤　甘草二两（炙）　大枣十五枚
桂枝四两

上四味，以甘澜水一斗，先煮茯苓，减二升，纳诸药，煮取三升，去滓，温服一升，日三服。

【注释】①甘澜：即甘澜水，一名劳水。作甘澜水法：取水二斗，置大盆内，以杓扬之，水上有珠子五六千颗相逐，取用之。程林云："扬之无力，取其不助肾邪也。"钱天来云："动则其性属阳，扬则其势下走。"即其寒性、凝滞略减。

【白话解】本方治疗肾气奔豚属阳虚饮动者。病为心阳素虚之人，一经发汗，心阳更虚。心阳虚不能制水，肾水乘虚冲逆欲上凌阳位，故奔豚欲发，脐下悸动，即是欲发奔豚的先兆。当速服茯苓桂枝甘草大枣汤。方中茯苓八两、桂枝四两，通阳化气利水，炙甘草二两，以治悸，大枣十五枚，健脾。以甘澜水先煮茯苓，再煮其他药，即分两次煎药。

【药物组成】茯苓　甘草　大枣　桂枝

【功效】培土制水，缓急平冲。

【方药分析】本方是桂枝甘草汤加茯苓、大枣而成。方中重用茯苓为君，淡渗以制水，宁心以安神；桂枝通阳，合茯苓化气利水，合甘草温壮心阳；大枣，健脾培土。诸药合用共奏温阳、补土，以达制水平冲之功。

【适应证】治疗肾气奔豚属阳虚饮动者：发汗后，脐下悸者，欲作奔豚，茯苓桂枝甘草大枣汤主之。（《金匮要略·奔豚病》）

胸痹心痛短气方

栝楼薤白白酒汤

【歌括】

　　　　胸为阳位似天空，阴气弥沦痹不通，
　　　　薤白半升①楼一个，七升白酒②奏奇功。

【仲景方药原文】栝楼实一枚（捣）　薤白半斤　白酒七升

上三味，同煮，取二升，分温再服。

【注释】①薤白半升：邓珍本《金匮要略》为"薤白半斤"，宜从，以下同。

②白酒：《金匮要略语译》谓"米酒初熟的，称为白酒"。临床应用时可不必拘于米酒，或用高粱酒，或用绍兴酒，或用米醋，皆有温通上焦阳气的功用。

【白话解】本方治疗胸痹阳微阴弦者。阳微，指胸中阳气不足，胸位属阳好似天空；阴弦，指阴寒痰浊弥漫胸中，即如阴霾当空，则阳气失宣，重者闭阻不通，从而导致胸痹的发生。此时当用栝楼薤白白酒汤治之，方中薤白半斤、栝楼实一枚，加通阳宣痹的白酒七升，温通血脉，通阳宣痹，定能提高疗效。

【药物组成】栝楼实　薤白　白酒

【功效】豁痰开胸，通阳行痹。

【方药分析】方中栝楼开胸涤痰，薤白辛温通阳，豁痰下气，畅达气机。白酒温通上焦阳气，通阳宣痹，引药上行以助药势。诸药合用，痹阻通，胸阳宣，则胸痹诸症可解。

【适应证】治疗胸痹阳微阴弦者：胸痹之病，喘息咳唾，胸背痛，短气，寸口脉沉而迟，关上小紧数，栝楼薤白白酒汤主之。（《金匮要略·胸痹心痛短气病》）

栝楼薤白半夏汤

【歌括】

胸背牵疼不卧时，半升半夏一蒌施，

薤因性湿①惟三两，斗酒同煎涤饮奇。

【仲景方药原文】栝楼实一枚（捣）　薤白三两　半夏半斤
白酒一斗

上四味，同煮，取四升，温服一升，日三服。

【注释】①薤因性湿：据《中药学》五版教材及文义，"薤白性湿"当为"薤白性温"。

【白话解】本方治疗胸痹痰盛者。胸痹的主证是喘息咳唾、胸背痛、短气，今不言喘息、咳唾、短气，而言不得平卧，是喘息咳唾短气进一步加重的结果，心背牵引疼痛是胸背痛进一步加重的结果。推其所以加重的原因，是较上条痰涎更甚，阻塞胸中，使心气壅塞，肺气不降所致，故用栝楼薤白半夏汤，即在白酒汤基础上，加半夏半升以逐其痰饮，降其逆气。仍用栝楼实一枚理气祛痰，白酒由七升增至一斗，故减味辛性温之薤白半斤至三两，诸药合用涤痰之力得以加强。

【药物组成】栝楼实　薤白　半夏　白酒

【功效】通阳散结，逐饮降逆。

【方药分析】病重药也重。本方即在栝楼薤白白酒汤基础上，加重白酒用量，减薤白量，旨在温通血脉，温散痰饮；加半夏以逐其痰饮，降其逆气。

【适应证】

1. 治疗胸痹痰盛者：胸痹不得卧，心痛彻背者，栝楼薤白半夏汤主之。（《金匮要略·胸痹心痛短气病》）

2. 治疗胸胃阳虚：用本方合苓桂术甘汤加干姜、白蔻治痰饮内盛，胸阳胃阳并虚者。（《环溪草堂医案》）

3. 治疗胸阳不振：本方加桂枝、茯苓、生姜治胸阳不振。（《临证指南医案》）

83

枳实栝楼薤白桂枝汤

【歌括】

癌连胸胁逆攻心，薤白半升四朴寻。

一个栝楼一两桂，四枚枳实撤浮阴。

【仲景方药原文】枳实四枚　厚朴四两　薤白半斤　桂枝一两　栝楼实一枚（捣）

上五味，以水五升，先煮枳实、厚朴，取二升，去滓，纳诸药，煮数沸，分温三服。

【白话解】本方治疗胸痹气滞偏实者。胸痹本为阳气亏虚，阴寒上乘的虚实夹杂之证，其证除喘息咳唾、胸背痛外，还可见心下痞塞、胸满、胁下逆抢心等症，如属偏实者，是阴寒痰阻气滞，病势已由胸膺部向下扩展到胃脘两胁之间，形成胸胃合病的证候。此外尚可见腹胀、大便不畅、舌苔厚腻、脉弦紧等邪实阻滞之证。此时应急则治其标，用枳实薤白桂枝汤。方中仍用栝楼薤白白酒汤中的栝楼实一枚、薤白半斤；另加厚朴四两、枳实四枚、桂枝一两，以降除上逆的阴寒之气。

【药物组成】枳实　厚朴　薤白　桂枝　栝楼实

【功效】通阳开结，泄满降逆。

【方药分析】方中栝楼开胸中痰结。桂枝、薤白，通阳行痹，桂枝亦有降逆气的作用。枳实、厚朴，行气散结，消癌除满，宽胸下气。

【适应证】

1. 治疗胸痹气滞偏实者：胸痹心中癌，留气结在胸，胸满，胁下逆抢心，枳实薤白桂枝汤主之。（《金匮要略·胸痹心痛短气病》）

2. 治胸中痹，满痛者。(《方极》)

3. 治疗顽固性痰嗽：世所谓痰劳，咳嗽胸满而痛，或胁肋肩背挛痛，多黏痰，或唾血者，宜此方。(《类聚方广义》)。

人参汤

【歌括】

理中加桂人参汤①，阳复阴邪自散藏。

休讶补攻分两道，道消道长细推详。

【仲景方药原文】人参　甘草　干姜　白术各三两

上四味，以水八升，煮取三升，温服一升，日三服。

【注释】①理中加桂人参汤：考证邓珍版《金匮要略》，人参汤由"人参、甘草、干姜、白术各三两"组成，即《伤寒论》之理中丸原方。《伤寒论》理中丸为一方两法，其汤法同《金匮要略》人参汤。陈氏谓人参汤即"理中加桂"，似有误。

【白话解】本方治疗胸痹气滞偏虚者。本条乃紧承上条，是仲景治疗"心下痞塞、胸满、胁下逆抢心"等症属偏虚者，是心脾阳虚，中焦阳气虚衰，无形之气痞结所致。此外又见四肢不温，倦怠少气，语音低微，舌淡脉弱之虚证。治宜人参汤补中助阳，以消阴寒。所谓"篱蠡照当空，阴霾自散"，这是仲景一症两法，攻补各异，其中道理，值得推敲。

【药物组成】人参　炙甘草　干姜　白术

【功效】补中助阳，以消阴寒。

【方药分析】人参、白术、甘草，补中益气；干姜，温中助阳。本方含有"塞因塞用"之意。

【适应证】

1. 治疗胸痹气滞偏虚者：胸痹心中痞，留气结在胸，胸

85

满，胁下逆抢心，枳实薤白桂枝汤主之。（《金匮要略·胸痹心痛短气病》）

2. 治疗脾胃虚寒诸症

（1）治产后阳气虚弱，小腹作痛，或脾胃虚弱，少思饮，或后去无度，或呕吐腹痛，或饮食难化，胸膈不利者。（《妇人大全良方》）

（2）治小儿腹泻后，脾胃虚弱，四肢渐冷，或面有浮气，四肢虚肿，眼合不开。（《赤水玄珠》）

（3）治中气不足，虚火上攻，以致咽干燥作痛，妨碍吐咽，及脾胃不健，食少作呕，肚腹阴疼等证。（《外科正宗》）

茯苓杏仁甘草汤

【歌括】

> 痹而短气孰堪医，甘一苓三淡泄之，
> 更有杏仁五十粒，水行气顺不求奇。

【仲景方药原文】茯苓三两　杏仁五十个　甘草一两

上三味，以水一斗，煮取五升，温服一升，日三服，不瘥，更服。

【白话解】本方治疗胸痹偏饮盛者。胸痹病以胸中短气为主症，辨证属胸痹饮邪偏盛者，治以味甘淡的茯苓三两、甘草一两渗泄水湿，配以杏仁五十个，诸药相合，使饮去气顺，治法平淡不奇。

【药物组成】茯苓　杏仁　甘草

【功效】宣肺利水。

【方药分析】方中茯苓淡渗逐饮利水；杏仁化痰宣肺利气；甘草甘缓补中益气。

【适应证】

1. 治疗胸痹偏饮盛者：胸痹，胸中气塞，短气，茯苓杏仁甘草汤主之，橘枳姜汤亦主之。(《金匮要略·胸痹心痛短气病》)

2. 治悸而胸中痹者。(《方极》)

橘皮枳实生姜汤

【歌括】

> 痹而气塞又何施，枳实辛香三两宜，
> 橘用一斤姜减半，气开结散勿迟疑。

【仲景方药原文】橘皮—斤　枳实三两　生姜半斤

上三味，以水五升，煮取二升，分温再服。

【白话解】本方治疗胸痹偏于气滞者。胸痹病以胸中短气为主症，辨证属胸气滞邪偏盛者，首当治以辛香的枳实三两，橘皮一斤，生姜半斤，诸药相合，气机畅通，则痞结消散。

【药物组成】橘皮　枳实　生姜

【功效】行气化饮，和胃降逆。

【方药分析】陈皮辛温，宣通气机，化痰和胃；枳实行气导滞，宽胸利膈；生姜温化水饮，和胃降逆。

【适应证】治疗胸痹偏于气滞者：

(1) 胸痹，胸中气塞，短气，茯苓杏仁甘草汤主之，橘枳姜汤亦主之。(《金匮要略·胸痹心痛短气病》)

(2) 治胸痹，胸中幅幅如满，噎塞习习如痒，喉中涩燥，唾沫。(《肘后方》)

(3) 治胸中痞塞，逆满，短气者，呕逆不止者。(《方机》)

薏苡附子散

【歌括】

　　　　痹来缓急①属阳微，附子十枚切莫违，

　　　　更有薏仁十五两，筋资阴养得阳归。

【仲景方药原文】薏苡仁十五两　大附子十枚（炮）

上二味，杵为散，服方寸匕，日三服。

【注释】①缓急：偏义复词，偏在"急"。胸痹之疼痛多为阵发性发作，有时缓解，但发作时痛势剧烈急迫而突然。

【白话解】本方治疗胸痹疼痛较著者。胸痹阵发性发作疼痛，在短期内反复发作的病人，多胸阳衰微，阴寒较盛，使胸中阳气痹塞难解，阴邪壅盛则痛剧。胸阳大虚则反复发作，故其疼痛时缓时急。治此一方面需用附子十枚；另一方面当除湿宣痹，缓筋脉拘急，这样标本兼治，则湿去阳回，痹痛得解。

【药物组成】薏苡仁　炮附子

【功效】散寒除湿，通阳止痛。

【方药分析】薏苡仁，除湿宣痹，导湿浊下行，以解筋脉拘急。炮附子温阳散寒。用散，意在方便服用，也含发挥药物宣散作用的意图。

【适应证】治疗胸痹疼痛较著者

1. 胸痹缓急者，薏苡附子散主之。（《金匮要略·胸痹心痛短气病》）

2. 治胸中痹，恶寒者。（《方极》）

【按语】本方在胸痹治疗中有一定实用价值。临床属心阳虚者，服冠心苏合丸常常有效但不持久、易复发。本方之所以能缓解疼痛，与附子的强心作用有关，据报道，附子对动物能提高耐缺氧作用，保护急性心肌缺血、抗心律失常。

桂枝生姜枳实汤

【歌括】

> 心悬而痛①痞相连，痰饮上弥客气填。
>
> 三两桂姜五两枳②，祛寒散逆并攻坚。

【仲景方药原文】桂枝三两　生姜三两　枳实五枚

上三味，以水六升，煮取三升，分温三服。

【注释】①心悬而痛：指胃脘部疼痛连及心胸部，相互牵引作痛，或心痛有向上牵引紧缩之感。

②五两枳：据邓珍本《金匮要略》，此方为"枳实五枚"，宜从。

【白话解】本方治疗痰饮气逆的心痛。病属痰饮寒气停聚于胃，气机逆乱，邪气上冲于心。故心中痞与心悬痛并见，治疗当用桂枝生姜枳实汤，由桂枝、生姜各三两，枳实五两，以祛寒降逆，攻除痰饮结聚的实邪。

【药物组成】桂枝　生姜　枳实

【功效】温化水饮，下气降逆。

【方药分析】方中桂枝温经通阳，降逆平冲。生姜化饮降逆散结。枳实行气开结，以消痞满。

【适应证】治疗痰饮气逆的心痛者

1. 心中痞，诸逆心悬痛，桂枝生姜枳实汤主之。（《金匮要略·胸痹心痛短气病》）

2. 心下悬痛，诸逆大虚者，桂心生姜枳实汤主之。（《外台秘要》）

3. 治心下牵急懊痛，亦可加术二两，胶饴半斤。（《肘后备急方》）

乌头赤石脂丸

【歌括】

彻背彻胸痛不休，阳光欲熄实堪忧。

乌头一分五钱附，赤石椒姜一两求。

【仲景方药原文】蜀椒一两　乌头一分（炮）　附子半两（炮）
干姜一两　赤石脂一两

上五味，末之，蜜丸如桐子大，先食服一丸，日三服。不
知，稍加服。

【白话解】本方治疗阳气衰微、阴寒痼结的心痛。心痛
彻背，背痛彻心，言其疼热剧烈，胸背相互牵引，这是由
阳气衰微，阴寒极盛，阳气不得伸展温煦，阴寒之气痼结
而致。病势危急，应急救回阳，峻逐阴邪，乌头赤石脂丸
治之。方由乌头一分、附子五钱，赤石脂、蜀椒、干姜各
一两组成。

【药物组成】蜀椒　炮乌头　炮附子　干姜　赤石脂

【功效】温阳散寒，峻逐阴邪。

【方药分析】乌头、附子峻逐阴邪，散寒镇痛。乌头与附
子虽属同类，但其功用略有不同，乌头善于散沉寒痼冷，祛风
散寒镇痛；附子长于治在脏之寒湿，温补阳气，二药同用，可
达振奋阳气、祛除寒邪的目的，但同用时量宜减。干姜温阳散
寒，蜀椒散寒缓中，赤石脂，温涩调中，收敛阳气，防诸药耗
散太过。一者固涩心阳，收敛阳气；二者填塞胃肠，镇纳中
气，使大量辛温药留恋胃中，寒去而不伤正。蜜丸缓乌头附子
之毒性，止痛。

【使用注意】用附子乌头制剂，从小量开始，逐渐加量。

【适应证】

1. 治疗阳气衰微、阴寒痼结的心痛：心痛彻背，背痛彻心，乌头赤石脂丸主之。（《金匮要略·胸痹心痛短气病》）

2. 治疗阴寒痼结的胃痛：治久患胃痛不能饮食，头中疼重方：乌头六分，蜀椒六分，干姜四分，捣末蜜丸，酒饮服如大豆四丸，稍加之。（《肘后备急方》）

附　方

九痛丸

【歌括】

九种心痛①治不难，狼萸姜豆附参安，

附须三两余皆一，攻补同行仔细看。

【仲景方药原文】附子三两（炮）　生狼牙一两（炙香）　巴豆一两（去皮心，熬，研如脂）　人参　干姜　吴茱萸各一两

上六味，末之，炼蜜丸如梧桐子大，酒下。强人初服三丸，日三服；弱者二丸。兼治卒中恶，腹胀痛，口不能言；又治连年积冷，流注心胸痛，并冷冲上气，落马坠车血疾等，皆主之。忌口如常法。

【注释】①九种心痛：泛指上腹脘部和前胸部的疼痛。主要有两种分类方法：一种分为虫心痛、注心痛、风心痛、悸心痛、食心痛、饮心痛、冷心痛、热心痛、去来心痛；另一种分为饮心痛、食心痛、气心痛、血心痛、冷心痛、热心痛、悸心痛、虫心痛、疰心痛。

【白话解】本方治疗上腹脘部和前胸部疼痛。九种心痛症多由于积聚、痰饮、结血、寒冷、虫疰、中恶、跌打损伤等因

所致，日久阳气受损，瘀血痰浊久留，痼结于胸腹，闭塞不通，内发为心胸腹疼痛，症虽繁杂，治疗并不难，可攻补兼施，用九痛丸治之。方中用狼牙、吴茱萸、干姜、巴豆、人参各一两，附子三两，共研细末，炼为蜜丸，如梧桐子大，每次服三小丸，用黄酒或米酒送服即可。

【药物组成】炮附子　生狼牙　巴豆　人参　干姜　吴茱萸

【功效】温阳散寒，杀虫止痛。

【方药分析】方中附子，干姜祛寒散结；吴茱萸开郁杀虫止痛；人参补中益气；巴豆温通杀虫逐坚积，逐痰饮；狼牙杀虫。诸药相合，温通阳气，祛寒散结，杀虫止痛。

【使用注意】用酒服药，强壮之人初服三丸，日三服，瘦弱者二丸。忌口如常法。不可常服。

【适应证】

1. 治疗上腹脘部和前胸部疼痛：九痛丸治九种心痛。（《金匮要略·胸痹心痛短气病》）

2. 治疗卒中恶：兼治卒中恶，腹胀痛，口不能言。（同上）

3. 治疗积冷流注：连年积冷，流注心胸痛，并冷冲上气，落马坠车血疾等，皆主之。（同上）

腹满寒疝宿食方

附子粳米汤

【歌括】

腹中切痛作雷鸣，胸胁皆膨呕吐成。

附子一枚枣十个，半升粳夏一甘烹。

【仲景方药原文】附子一枚(炮)　　半夏半升　甘草一两　大枣十枚　粳米半升。

上五味，以水八升，煮米熟，汤成，去滓，温服一升，日三服。

【白话解】本方治疗脾胃虚寒、水湿内停腹满痛。本病由于脾胃虚寒，水湿内停，其病症特点是满、痛。切痛是指痛得厉害，这是由于寒性收引，寒凝气滞，阳气不通，不通则痛；雷鸣是形容肠鸣的声音很大，一般不用听诊器便可听到。这是由于脾胃虚寒，水湿不化，攻走肠间故肠鸣；胸胁胀闷不舒，切诊会有腹部膨大，叩之即嘭嘭感，脾胃阳气不足，寒气弥漫，涉及厥阴肝，导致阴寒之气循足厥阴经上逆而致。寒阴上逆之寒饮呕吐，当以呕吐清水为特点。方中附子一枚，大枣十个，半夏、粳米各半升，甘草一两。煎煮温服。

【药物组成】附子　半夏　甘草　大枣　粳米

【功效】温阳化湿，和胃止痛。

【方药分析】方中附子温阳、散寒、止痛；与相反药物半夏相配，激发水饮速去，半夏且能降逆止呕；炒粳米、甘草、大枣和胃健脾。

【适应证】

1. 治疗脾胃虚寒，水湿内停腹满痛者

（1）腹中寒气，雷鸣切痛，胸胁逆满，呕吐，附子粳米汤主之。（《金匮要略·腹满寒疝宿食病》）

（2）此方加丁香十粒，砂仁半钱治胃寒腹痛，服药而翻者；大便秘者，更加枳壳半钱。（《证治要诀》）

2. 治霍乱四逆，吐少呕多者。（《备急千金要方》）

3. 以此方治留饮疝家。（《类聚方广义》）

厚朴七物汤

【歌括】

　　　　满而便闭脉兼浮，三两甘黄八朴投，

　　　　二桂五姜十个枣，五枚枳实效优优。

【仲景方药原文】厚朴半斤　甘草三两　大黄三两　大枣十枚
枳实五枚　桂枝二两　生姜五两

　　上七味，以水一斗，煮取四升，温服八合，日三服。呕者
加半夏五合，下利去大黄，寒多者加生姜至半斤。

【白话解】本条病症属腹满兼表证，故主诉为腹满、大便
不通，脉兼浮是有表证。厚朴七物汤表里双解。方中大黄、甘
草各三两，厚朴八两，枳实五枚，上药行气导滞，泻热去积；
桂枝二两、生姜五两、大枣十个发散表邪，调和营卫。

【药物组成】厚朴　甘草　大黄　大枣　枳实　桂枝　生姜

【功效】行气除满，泻热去积，疏散表邪。

【方药分析】方中厚朴、枳实、大黄泻热除满、行气导滞；
桂枝汤去芍药，调和营卫，外解表邪。去芍药是因芍药入血络
阴分，有益阴之功。本病为病在阳明及卫分，阳明胃属阳，卫
亦在阳，故去芍药。

【适应证】

1. 治疗腹满兼表证者

（1）病腹满，发热十日，脉浮而数，饮食如故，厚朴七
物汤主之。（《金匮要略·腹满寒疝宿食病》）

（2）治伤食吐下后，胸中不爽利，干呕，腹痛，或头痛
有热。（《类聚方广义》）

2. 治腹满气胀者。(《备急千金要方》)

大柴胡汤

【歌括】

八柴四枳五生姜，芩芍三两二大黄，

半夏半升十二枣，少阳实证下之良。

【仲景方药原文】柴胡半斤　黄芩三两　芍药三两　半夏半升
（洗）　枳实四枚（炙）　大黄二两　大枣十二枚　生姜五两

上八味，以水一斗二升，煮取六升，去滓，再煎，温服一
升，日三服。

【白话解】本方治疗腹满属少阳实证者。可见腹满胁胀，
口干口苦，大便不畅。方由柴胡半斤、枳实四枚、生姜五两，
黄芩、芍药各三两，大黄二两、半夏半升、大枣十二枚组成。
体现和利枢机，泄下热结的治法。

【药物组成】柴胡　黄芩　芍药　半夏　枳实　大黄　大
枣　生姜

【功效】和利枢机，清泻热结。

【方药分析】本方由小柴胡汤去人参、甘草加枳实、芍药、
大黄组成。方中柴胡疏利肝胆气机，黄芩清解在里之热，大黄
通泄热结，枳实破气分之结，芍药舒缓筋脉拘急；半夏、生姜
开结和胃降逆，诸药配伍，共奏和解、开结、泄实之功。由于
本证以邪结为重心，故去人参、甘草之补。

【适应证】

1. 治疗胆气犯胃、腹满偏实者：按之心下满痛者，此为
实也，当下之，宜大柴胡汤。（《金匮要略·腹满寒疝宿食
病》）

2. 治疗热结在里，邪结少阳：伤寒十余日，热结在里，复往来寒热者，与大柴胡汤。（《伤寒论·太阳病》）。

3. 治小柴汤证，而见腹满拘挛；治麻疹，胸胁苦满，心下硬塞，呕吐，腹满痛，脉沉者；治狂证，胸胁苦满，心下硬塞。（《类聚方广义》）

4. 治呕吐不止，心下痞，郁郁微烦者；心下痞硬而痛，呕吐不止者；心下满痛，大便不通者；胸胁苦满，腹拘挛，大便不通者。（《方机》）

5. 治下利，舌黄口燥，胸满作渴，身热腹胀，谵语。治疟热多寒少，目痛易汗，脉大者。（《直指方附遗》）

6. 治疗伤寒发斑已尽，外势已退，内实不大便，谵语者。（《伤寒绪论》）

【按语】本方在《伤寒论》与《金匮要略》同用大柴胡汤，但病机不尽相同，前者为少阳热郁为本，枢机不利，热结于里，故往来寒热为证。后者病位偏于心下，"此为实"为主，故心下满痛为证。一偏少阳，一偏胃肠，少阳胆及胃肠均为腑，均以通为用；又都与少阳枢机有关，故大柴胡汤均宜。

厚朴三物汤

【歌括】

> 痛而便闭下无疑，四两大黄朴倍之，
>
> 枳用五枚先后煮，小承变法更神奇。

【仲景方药原文】厚朴八两　大黄四两　枳实五枚

上三味，以水一斗二升，先煮二味，取五升，纳大黄，煮取三升，温服一升，以利为度。

【白话解】本方治疗腹满病属腑实者。厚朴三物汤是小承气汤的变方，治疗腹满病以胀满疼痛、大便不通属实为特点。该方用大黄四两，厚朴用量却比大黄加倍，且枳实比小承气汤之用三枚加至五枚，以加强泄满之功。煎法上，大黄后入以增通便之力。因此两方所含药物相同，但量各异，煎法不同，体现证变法变药变之神奇，应当仔细品味。

【药物组成】厚朴　大黄　枳实

【功效】行气除满，泄热止痛。

【方药分析】厚朴用量最大，倍于大黄，以之行气导滞，消胀止痛。枳实为辅，增量应用，功同厚朴。大黄后入，泻热通便以除满，即攻其所合，实为治本之治。

【适应证】

1. 治疗腹满病属腑实者：痛而闭者，厚朴三物汤主之。（《金匮要略·腹满寒疝宿食病》）

2. 治腹中热，大便不利。（《千金翼方》）

3. 治痢疾，腹满甚，里急后重者。（《类聚方广义》）

4. 治小承气汤证而腹满甚者。（《方极》）

5. 治腹满，心下痛，而大便不通者，屡所经验也。（《方机》）

大承气汤

（见痉病）。

大建中汤

【歌括】

> 痛呕食难属大寒，腹冲头足触之难。
> 干姜四两椒二合，参二饴升食粥安。

【仲景方药原文】蜀椒二合(炒，去汗)　干姜四两　人参二两

上三味，以水四升，煮取二升，去滓，纳胶饴一升，微火煎取二升半①，分温再服；如一炊顷②，可饮粥二升，后更服，当一日食糜③，温覆之。

【注释】①微火煎取二升半：考邓珍本《金匮要略》为"微火煎取一升半"，宜从。

②一炊顷：约做一顿饭的时间。

③当一日食糜：吃软食，如粥、稀饭等易消化食物。

【白话解】本方治疗腹满痛属脾胃阳虚、阴寒内盛者。主症脘腹剧痛、呕逆、不能食。阴寒极盛，故腹痛时腹部包块突起、拒按，清代医家尤在泾认为见有头足是肠道蛔虫引起；胃失和降则呕逆，不能食；用大建中汤治疗。方中干姜四两，花椒二合，人参二两，胶饴一升，服药期间当吃软食，如粥、稀饭等易消化食物。

【药物组成】蜀椒　干姜　人参　胶饴

【功效】温中补虚，散寒止痛。

【方药分析】方中人参甘温，补益中气；饴糖甘温，益脾养阴，温补中焦；干姜性辛热，温中散寒，和胃止呕；蜀椒性辛温，其气芳香，偏于行散，温通气机以止痛，且有驱蛔杀虫之功。诸药合用，使温中补虚，散寒止痛之功。

【适应证】

1. 治疗腹满痛属脾胃阳虚、阴寒内盛者：心胸中大寒痛，呕不能饮食，腹中寒，上冲皮起，见有头足，上下痛而不可触近，大建中汤主之。(《金匮要略·腹满寒疝宿食病》)

2. 治虚劳、寒癖，饮在胁下，决决有声，饮已如从一边下决决然也，有头并冲皮起引两乳内痛，里急，善梦决精，气

短目瞑，恍惚多忘，里急拘引，加芍药、桂心各三两。手足厥，腰背冷加附子一枚。(《备急千金要方》)

3. 治心腹剧痛而呕，疝瘕兼夹有蛔虫，腹中痛等证。(《类聚方广义》)

4. 此方与小建中汤方义大异，然以有胶饴一味，建中之意自明，治寒气腹痛莫如此方。盖以大腹痛上连胸，而有呕，或腹中凝结如块为目的，故诸积痛甚，蠕蠕然如自下而上者，用之有妙效。(《方函口诀》)

大黄附子汤

【歌括】

> 胁下偏疼脉紧弦，若非温下恐迁延。
>
> 大黄三两三枚附，二两细辛可补天。

【仲景方药原文】 大黄三两　附子三枚(炮)　　细辛二两

上三味，以水五升，煮取二升，分温三服；若强人，煮取二升半，分温三服。服后如人行四五里，进一服。

【白话解】 本方治疗腹痛属寒实内结者。胁下偏痛是左胁下或右胁下或腹部疼痛，而不是两胁下俱痛。这是由于寒实内结，偏着一处。伴有腹部胀满，大便秘结不通，恶寒肢冷，舌苔白等症。紧弦脉主寒主痛，紧脉在内伤疾病中又主实邪结聚，故紧弦脉是虚实内结之征。实则非下不除，寒则非温不解，故用温下法，温通阳气，泄下寒结，不能迟疑，方用大黄附子汤。方中大黄三两、附子三枚，细辛二两具有通达阳气之效。

【药物组成】 大黄　炮附子　细辛

【功效】 温通阳气，泄下寒结。

【方药分析】寒实积结于里，非温不能散其寒，故方中以辛热温通的附子，温里散寒，通经止痛，辅以细辛，温经通脉，驱散寒邪；寒实积结又非下不能除其实，故配以大黄泻下通便。大黄虽系苦寒之物，有辛热附子及细辛，使其寒性散而攻泄之性存，泻寒实而无伤阳之弊。仲景所创温下之法很有蕴义。

【适应证】

1. 治疗腹痛属寒实内结者：

（1）胁下偏痛，发热，其脉紧弦，此寒也，以温药下之，宜大黄附子汤。（《金匮要略·腹满寒疝宿食病》）

（2）此方主偏痛，不拘左右，凡胸下自胸胁至腰痛者，宜用之。（《方函口诀》）

2. 治疗寒疝：治寒疝胸腹绞痛，延及心胸腰部，阴囊㿗肿，腹中时时有水声，恶寒甚者。（《类聚方广义》）

赤丸

【歌括】

> 寒而厥逆孰为珍，四两夏苓一两辛，
> 中有乌头二两炮，蜜丸朱色妙通神。

【仲景方药原文】茯苓四两　乌头二两（炮）　半夏四两（洗）细辛一两

上四味，末之，纳真朱①为色，炼蜜为丸，如麻子大，先食酒饮下三丸，日再夜一服，不知，稍增之，以知为度。

【注释】①真朱：即朱砂。

【白话解】本方是治疗寒饮腹痛病证。厥逆，一指症状为手足厥冷；二指病机为寒气内盛，阳气不通。寒气厥逆由于脾肾阳虚，阴寒内盛，水饮上逆所致。阳虚阴盛，寒凝气结。故见腹痛腹胀；阳不达四末，则四肢逆冷；饮邪上犯于胃，还可见呕吐，上凌于心则心悸，上犯清空则眩晕等。故用赤丸散寒止痛、化饮降逆。其中半夏、茯苓各四两，细辛一两，炮乌头二两，妙在以朱砂为色，以蜜为丸，赤丸因此得名。

【药物组成】茯苓　乌头　半夏　细辛　朱砂

【功效】散寒止痛，化饮降逆。

【方药分析】方中乌头、细辛，大辛大热，通行十二经脉，能温补阳气，善于散阴寒痼冷，止痛。茯苓、半夏健脾化饮，降逆止呕；其中乌头、半夏相配，相反相成，以促进留饮速去。朱砂重镇安神、宁心定悸，且能降逆气。炼蜜为丸以缓和药性，调和脾胃。以酒调服，以行药势、散寒积。诸药合用，体现了以散阴寒水饮治标为主的思想。

【使用注意】仲景"不知稍增之，以知为度"之意，不知，即服药后，症状缓解不明显，腹痛不解，可稍增加药量（如三丸改服四五丸），以症状减轻，腹中有温和感为合适量的标准。

【适应证】

1. 治疗寒饮腹痛病证

（1）寒气厥逆，赤丸主之。（《金匮要略·腹满寒疝宿食病》）

（2）治疝家胁腹挛痛，恶寒，腹中辘辘有声，呕而眩悸，其证缓者，常用此方为佳，若不能酒服者，以白汤送下。（《类聚方广义》）

2. 治疗寒饮心悸病证

（1）治心下悸，有痰饮，恶寒或微厥者。（《方极》）

101

（2）治厥逆恶寒，心下悸者。（《方机》）

大乌头煎

【歌括】

　　　　沉紧而弦痛绕脐，白津^①厥逆冷凄凄。

　　　　乌头五个煮添蜜，顷刻颠危快挈提。

【仲景方药原文】乌头大者五枚（熬，去皮，不㕮咀）

上以水三升，煮取一升，去滓，纳蜜二升，煎令水气尽，取二升。强人服七合，弱人服五合。不瘥，明日更服，不可一日再服。

【注释】①白津：即白汗，指因剧烈疼痛而出的冷汗。

【白话解】本方治疗阴寒内盛、阴寒痼结不解之寒疝。脉见沉紧而弦，症见发作性绕脐疼痛，伴冷汗出、四肢厥冷、呕而不能饮食、畏寒等，这是由于外寒与内寒俱盛。表阳与里阳俱虚，导致阴寒内结，阳气不通，内外相应发为寒疝。急当以大辛大热的乌头驱寒止痛，复阳散阴。方中用大乌头五枚，煎汤后加蜜再煎，本方有单刀直入、作用直接、迅速缓解病情的作用。

【药物组成】乌头

【功效】峻逐阴邪，散寒止痛。

【方药分析】乌头大辛大热，峻逐阴邪，散寒止痛，且能温暖壮阳。因其峻烈有毒，故伍以甘平滋润的蜂蜜，既能缓解毒性，又可延长药效，且能甘缓和胃。

本方属急则治其标的方剂，药性峻烈，毒性较大，故方后注中说"强人服七合，弱人服五合，不差，明日更服，不可一日再服"。疼痛缓解后，一般应采取益气温阳，作用较平和的方子，如附子理中汤，大建中汤之类以培其本。

【使用注意】本方用量较大，用时当注意：一是因体质强弱而加减用量；二是当日无效，需增加药量时须在第二日，不可一日两次服药。

【适应证】

1. 治疗寒疝属阴寒痼结不解者

（1）腹痛，脉弦而紧，弦则卫气不行，即恶寒，紧则不欲食，邪正相搏，即为寒疝。寒疝绕脐痛，若发则白汗出，手足厥冷，其脉沉弦者，大乌头煎主之。（《金匮要略·腹满寒疝宿食病》）

（2）治寒疝，腹中痛，叫呼欲死，面色如土，冷汗淋漓，四肢拘急，厥冷烦躁，脉弦迟者。（《类聚方广义》）

2. 治腹痛，自汗出，手足厥冷，脉沉弦者。（《方机》）

当归生姜羊肉汤

【歌括】

> 腹痛胁疼急不堪，羊斤姜五并归三，
> 于今豆蔻香砂法，可笑依盲授指南。

【加减歌曰】

> 寒多增到一斤姜，痛呕宜加橘术商，
> 术用一分橘二两，祛痰止呕补中方。

【仲景方药原文】当归三两　生姜五两　羊肉一斤

上三味，以水八升，煮取三升，温服七合，日三服。若寒多者，加生姜成一斤；痛多而呕者，加橘皮二两、白术一两。加生姜者，亦加水五升，煮取三升二合，服之。

【白话解】本方治血虚之寒疝。血虚者气亦弱，胁腹筋脉失于温养，气血运行无力，故筋脉拘急而痛。方中用羊肉一斤、生姜五两、当归三两，温补气血以散寒止痛。这与当今用豆蔻、木香、香附、砂仁芳香行气等治标之法单纯通利相比，体现了治本之治，当为今人仿效。

本方又可依病情加减，如寒多者生姜增至一斤，加生姜者，亦加水五升，煮取三升二合。疼痛重兼呕吐加橘皮二两、白术一分，加强健脾行气、散饮止呕之功。如此加减，则温补行散中，加强了健脾降逆之力。

【药物组成】当归　生姜　羊肉

【功效】养血散寒止痛。

【方药分析】本方以羊肉为君，性味甘温，为血肉有情之品，养血温中、疏肝缓痛，体现了《内经》所谓"形不足者，温之以气，精不足者，补之以味"之旨。当归养血活血，生姜辛散温通，暖中散寒。诸味相伍，温养气血以扶正，散寒通络以去邪，是扶正祛邪于一体的方剂。

【适应证】治疗寒疝血虚内寒者。

1. 寒疝腹中痛，及胁痛里急者，当归生姜羊肉汤主之。（《金匮要略·腹满寒疝宿食病》）

2. 凡少腹疼痛，用桂心等药不应者，用之辄效。（《千金方衍义》）

3. 老人疝痛，妇人血气痛，属血燥液枯者，宜此方。（《类聚方广义》）

乌头桂枝汤

【歌括】

　　　　腹痛身疼肢不仁，药攻刺灸治非真。

　　　　桂枝汤照原方煮，蜜煮乌头合用神。

【仲景方药原文】乌头五枚

上一味，以蜜二斤，煎减半，去滓，以桂枝汤五合解之^①，令得一升后，初服二合，不知^②，即服三合；又不知，复加至五合。其知者，如醉状^③，得吐者为中病。

【注释】①合解之：即将桂枝汤药液与蜜煎乌头的蜜汁混合，用二斤蜜，煎减半，已成蜜膏状，须桂枝汤药汁溶化，故称"解之"。

②知：《方言·卷三》："知者，愈也。南楚病愈者谓之差，……或谓之知。"

③如醉状：即有头晕目眩，有如醉酒的感觉。

【白话解】本方治疗寒疝兼表证。腹中痛、逆冷、手足不仁，均为寒疝主要临床表现，为阳虚寒盛，阴寒内结，阳气不通所致。手足不仁是因逆冷较重、阳气难以达到四肢末端以温煦濡养所致。身疼痛是外感风寒之邪，阳气痹阻，营卫不和所致。病属表里同病，内外皆寒，单纯温里或徒解其表及单用灸刺等法都不是正治之法。桂枝汤原方和大乌头煎合用，双解表里，可以达到根治的神奇效果。

【药物组成】乌头　桂枝汤

【功效】驱寒止痛，散寒解表。

【方药分析】大乌头煎峻逐阴邪，温里散寒止痛；桂枝汤调和营卫，祛风散寒解表止身疼。取两方煎液兑服，温里解表，并行不悖。徐忠可认为此"所谓七分治里，三分治表也"。

【使用注意】因乌头毒性较大，"初服二合，不知，即服三合，又不知，复加至五合。"即从小量开始，逐渐加量。"其知者，如醉状，得吐者为中病"，即药物起效时当有如醉感觉，甚至呕吐反应，即瞑眩反应。瞑眩反应是药物达到最大治疗量和中毒的临界点，因此，把握瞑眩反应既是观察疗效的方法，也是预防药物中毒的参考剂量。

【适应证】

1. 治疗寒疝表里俱寒者

（1）寒疝腹中痛，逆冷，手足不仁，若身疼痛，灸刺诸药不能治者。（《金匮要略·腹满寒疝宿食病》）

（2）治风寒疝，腹中痛，逆冷，手足不仁，身体疼痛，及贼风入腹，攻刺五脏，拘急不能转侧，阴缩，本方悉主之。（《三因极一病证方论》）

2. 治疗寒疝上下俱寒者：寒疝绕脐痛，上连心胸，下控阴囊，苦楚不可忍，手足逆冷，自汗如流，则非本方不能救。（《类聚方广义》）

附　方

《外台》乌头汤

（即大乌头煎，方歌见上）。

《外台》柴胡桂枝汤

（见《长沙方歌括》）。

《外台》走马汤

【歌括】

外来异气伤人多，腹胀心疼走马搓。

巴杏二枚同捣细，冲汤捻汁[①]好驱邪。

【仲景方药原文】杏仁二枚　巴豆二枚（去皮心，熬）

上二味，以绵缠，捶令碎，热汤二合，捻取白汁饮之，当下。老小量之，通治飞尸②鬼击③病。

【注释】①捻汁：捻，指用纸或线搓成的条状物。此用作动词。捻汁，指用捻条蘸药汁中的轻清者。

②飞尸：病名，其病突然发作，迅速如飞。症见心腹刺痛，气息喘息，胀满上冲心胸。

③鬼击：病名。指不正之邪气突然袭击人体，而见胸胁腹内拘急切痛，或兼见吐血、呕血、下血。

【白话解】本方治疗古代飞尸鬼击病。外来六淫及疫疬之邪易于侵袭人体，发病急骤，传变迅速，常可突然致脏腑之心腹剧痛等症，用走马汤可疗。方中用巴豆、杏仁各二枚，以绵缠掏令碎，再以热汤二合，捻取白汁服之。该方祛邪疗效很好。

【药物组成】杏仁　巴豆

【功效】以毒攻毒，温通泻下。

【方药分析】巴豆辛温有大毒，以毒攻毒，善除鬼注蛊毒，又可通利水谷道。杏仁甘苦温，宣利肺气，以利肠道。二味相伍，解毒排毒，邪去则正安，脏腑功能复常。

【使用注意】本方巴豆剧毒，用时应根据年龄长幼、体质强弱，灵活把握药物剂量。服用本方应便通即停药，若泻下不止者，饮冷水一杯则定。

【适应证】

1. 治疗古代飞尸、鬼击病：《外台》走马汤治中恶心痛腹胀、大便不通。通治飞尸鬼击病。（《金匮要略·腹满寒疝宿食病》）

2. 治疗寒疝

（1）疗卒得诸疝，少腹及阴中相引绞痛，自汗出欲死，此名寒疝，亦名阴疝，张仲景飞尸走马汤方同。（《外台秘要》）

（2）治卒疝，无故心腹痛，阴缩，手足厥逆，并治飞尸鬼击。（《三因极一病证方论》）

大承气汤

（见痉病）。

瓜蒂散

【歌括】

> 痛在胸中气分乖，咽喉息碍痞难排。
>
> 平行瓜豆还调豉，寸脉微浮涌吐佳。

【仲景方药原文】瓜蒂一分（熬黄）　赤小豆一分（煮）

上二味，杵为散，以香豉七合煮取汁，和散一钱匕，温服之。不吐者，少加之，以快吐为度而止。（亡血及虚者不可与之）。

【白话解】本方治疗宿痰阻于胸膈。痰阻高位，气机郁滞，自觉痞硬不舒，甚至疼痛；痰气上冲咽喉，有咽部噎塞感，为正气欲驱邪外出夹痰气冲逆于上所致。"寸脉微浮"，为病位偏上，邪有上越之势。宗《内经》"其高者因而越之"之意，用瓜蒂散涌吐痰实。方中瓜蒂、赤小豆均分，各用一分，调香豉七合煮取汁，以快吐胸中宿食之邪。

【药物组成】瓜蒂　小豆　香豉

【功效】涌吐顽痰。

【方药分析】瓜蒂味苦，有小毒，赤小豆味酸，酸苦涌泄，又得香豉轻宣升浮，故为涌吐之方，善治痰食壅阻胸脘之疾。

因瓜蒂有毒，且方为峻吐之剂，故香豉煮糜送药，又有固护胃气之意。

【使用注意】 由于本方涌吐之力峻猛，用之得当，则行速效捷，邪祛正安，若用之太过，最易损伤胃气。故须注意以下几点：①本方峻猛，用之宜慎，适用于确有痰涎、宿食阻滞胸膈，且形体壮实者。②服后得快吐即止，切莫过剂，否则易引起中毒。若药后不吐者，注意辨证准确的前提下，可少少增其量。③告知患者，不可与止吐药同用，以免中毒。

【适应证】

1. 治疗宿食顽痰在胸胃，有上吐之势，体质壮实者

（1）脉紧如转索无常者，有宿食也。脉紧，头痛风寒，腹中有宿食不化也（一云寸口脉紧）。宿食在上脘，当吐之，宜瓜蒂散。（《金匮要略·腹满寒疝宿食病》）

（2）病如桂枝证，头不痛，项不强，寸脉微浮，胸中痞硬，气上冲喉咽不得息者，此为胸有寒也。当吐之，宜瓜蒂散。（《伤寒论·太阳病》166条）

（3）病人手足厥冷，脉乍紧者，邪结在胸中，心下满而烦，饥不能食者，病在胸中，当须吐之，宜瓜蒂散。（《伤寒论·厥阴病》355条）

2. 治疗顽痰、宿食所致诸症

（1）治胸中多痰，头痛不欲饮。（《肘后方》）

（2）饮食过饱，填塞胸中。（《内外伤辨惑论》）

（3）寒痰结于膈上，及湿热头重鼻塞。（《张氏医通》）

（4）治风癫。（《奇效良方》）

（5）卒中痰迷，涎潮壅盛，癫狂烦乱，人事昏沉；食填中脘，欲吐不出。（《医方集解》）

卷 四

五脏风寒积聚方

旋覆花汤

【歌括】

　　肝着①之人欲蹈胸②，热汤一饮便轻松。

　　覆花三两葱十四，新绛通行少许从。

【仲景方药原文】旋覆花三两　　葱十四茎　　新绛少许

上三味，以水三升，煮取一升，顿服之。

【注释】①肝着：病名，邪入于肝，疏泄失职，经脉气血郁滞，着而不行，故称。

②欲蹈胸：指因胸闷不舒，欲以足蹈胸部，借以舒展气机。现常引申为用手按压推揉，甚则捶打胸部。

【白话解】本方治疗肝着属气血郁滞者。肝的经脉布胁络胸，肝着之证，由于肝受邪，其疏泄失司，致气血郁滞，故肝之血脉气机不利，胸中自觉满闷痞塞、甚者疼痛，若足蹈、用手捶打或推揉，或热饮，可暂时令气机舒展。但若病重者，肝经经脉瘀滞，即使饮热也无济于事，此时用旋覆花汤以行气活血，通阳散结。方中旋覆花三两，葱十四茎，新绛少许。

【药物组成】旋覆花　葱　新绛

【功效】行气活血，通阳散结。

【方药分析】旋覆花性温味咸，善行气活血，通畅肝络；葱辛温味芳香，可温通阳气，而宽胸散结；新绛，据有关文献记载，在周代开始用茜草作染料，至汉代开始大种茜草，用茜草所染成的红色叫绛。晋代医家陶弘景称绛为茜草，新绛为新刈之茜草，能凉血行血，疏肝通络。三药同用，使气行血活，阳通结散。

【适应证】

1. 治肝着属气血郁滞者：其人常欲蹈其胸上，先未苦时，但欲饮热，旋覆花汤主之。（《金匮要略·五脏风寒积聚病》）

2. 治疗各种气血郁滞病症

（1）治病程久，其证有消瘦、目黄、痞块、失血、咳嗽、气喘、胁痛、脘痛等。（叶天士）

（2）治妊妇头目眩疼，壮热心躁。（《伤寒六书》）

（3）治疗风入血络、气血郁滞之下血：虚风袭入膀胱，崩漏鲜血不止。（《张氏医通》）

麻仁丸

【歌括】

　　　　一升杏子二升麻，枳芍半斤效可夸，

　　　　黄朴一斤丸饮下，缓通脾约[①]是专家。

【仲景方药原文】麻子仁二升　芍药半斤　枳实一斤　大黄一斤　厚朴一尺　杏仁一升

上六味，末之，炼蜜和丸梧子大，饮服十丸，日三，以知为度。

111

【注释】①脾约：指因胃热盛使脾的功能为胃热所制约，脾不能正常输转津液，而偏渗膀胱，导致肠道乏津，大便秘结不通的病症。

【白话解】本方治疗脾约病。脾约之"约"有两个意思：一是约束，指脾转输津液之功被胃热所约束，津液不能还于肠中；二是穷约，指津液亏乏，脾无津液输布而穷约。故脾约病是由于胃热盛与脾阴亏并见。脾约证临床特点是大便结硬，或数日不行，或便出不畅，腹部无明显的胀满疼痛，饮食如常，即《伤寒论》244条所谓"不更衣十日，无所苦也"。治当润肠增液，泄热通便，其治是缓通阳明胃肠。方中杏仁一升，麻子仁二升，芍药半斤，枳实、大黄各一斤，厚朴一尺，制丸服。

【药物组成】麻子仁　芍药　枳实　大黄　厚朴　杏仁

【功效】泄热润燥，缓通大便。

【方药分析】本方由小承气汤加麻仁、杏仁、芍药而成。方中麻仁润肠滋燥，通利大便，为主药；杏仁润肠通便，又能肃降肺气，肺与大肠相表里，肺气下行，从而有利于传导之官；芍药滋阴和营养血，共为肠燥津亏之图以治脾约。另外，大黄、厚朴、枳实具小承气汤意，有泄热通便之功以治胃强。胃热衰减，脾不受制，可望恢复运转，行其津液。蜜为丸，以润下缓行，故称缓下剂。

【使用注意】方后云"蜜和丸"，是取润下缓行之意，又曰"丸如梧子大，饮服十丸，日三"，知药量甚少，是缓而又缓也。又曰"渐加，以知为度"，亦见其病有轻重，禀赋有厚薄，投量多少，可审情度势而定。然多少之间，必以"知"为度，是不要太过或不及之意。

【适应证】

1. 治疗胃热盛的脾约证：趺阳脉浮而涩，浮则胃气强，

涩则小便数，浮涩相搏，大便则坚，其脾为约，麻子仁丸主之。(《金匮要略·五脏风寒积聚病》)

2. 加减治疗产后实热便秘：本方去芍药，厚朴，杏仁，枳壳易枳实，加人参为蜜丸，治产后便秘涩。(《证治准绳·女科》)

甘草干姜茯苓白术汤

【歌括】

腰冷溶溶①坐水泉，腹中如带五千钱，
术甘二两姜苓四，寒湿同驱岂偶然。

【仲景方药原文】甘草二两　白术二两　干姜四两　茯苓四两

上四味，以水五升，煮取三升，分温三服，腰中即温。

【注释】①溶溶：寒貌。《难经·第二十九难》："带之为病，腹满，腰溶溶若坐水中。"

【白话解】腰部寒冷好像坐在水泉中，腰腹部沉重好似带五千铜钱的感觉。此属寒湿之邪痹着于肾之外腑腰部所致。因病不在肾之本藏，脾主肌肉，腰部肌腠属脾，故治以温阳散寒、健脾除湿。方用甘草、白术各二两，干姜、茯苓各四两，可驱除寒湿。

【药物组成】甘草　白术　干姜　茯苓

【功效】温阳散寒，健脾除湿。

【方药分析】本方治疗寒湿滞留肌腠之肾着。寒湿之邪得阳则化，干姜、甘草辛甘化阳，温阳散寒，湿性重滞难除，得甘草以缓消湿邪；白术健脾燥湿，茯苓利水渗湿，以除腰中寒湿。

【适应证】

1. 治疗寒湿滞留肌腠之病：肾着之病，其人身体重，腰

113

中冷，如坐水中，形如水状，反不渴，小便自利，饮食如故，病属下焦，身劳汗出，衣（一作表）里冷湿，久久得之，腰以下冷痛，腹重如带五千钱，甘姜苓术汤主之。（《金匮要略·五脏风寒积聚病》）

2. 治疗脾肾阳虚病症

（1）治妊妇浮肿，小便自利，腰体冷痛，喘咳者。又云治老人平日小便失禁，腰腿沉重冷痛者。又男女遗尿，至十四五岁犹不已者，最为难治，此方加反鼻（蝮蛇霜）能奏效，宜随症加附子。（《备急千金要方》）

（2）治腰冷如坐水中，精液时泄不自禁，心下悸。（《古方便览》）

3. 气化不利、水留膀胱病症：治胞痹，小便不利，鼻出清涕。（《宣明论》）

痰饮咳嗽方

苓桂术甘汤

【歌括】

病因吐下气冲胸，起则头眩身振①从。

苓四桂三术草二，温中降逆效从容②。

【仲景方药原文】茯苓四两　桂枝三两　白术三两　甘草二两

上四味，以水六升，煮取三升，分温三服，小便则利。

【注释】①身振：肢体麻木酥软，轻微颤动。

②从容：指药效平稳绵长。

【白话解】本方治疗狭义痰饮饮停心下。本条适应证出自

《伤寒论》67条，吐下损伤脾胃之阳，中虚失运，水气不化而冲逆，故见心下逆满，气上冲胸。水饮阻碍，清阳不升，故头眩。水湿出表勉强，故身摇振振，与《金匮·痰饮咳嗽病篇》所说的"心下有痰饮，胸胁支满，目眩者"的证候基本相同，故均用温阳化水的茯苓桂枝白术甘草汤主治。方中茯苓四两、桂枝三两、白术三两、甘草二两，此方作用平稳。

【药物组成】茯苓　桂枝　白术　甘草

【功效】健脾燥湿，温阳化水。

【方药分析】该方为治中焦痰饮的代表方。方中茯苓淡渗利水为君，白术健脾燥湿，茯苓、白术相伍，补土以制水；桂枝温通脾阳，茯苓、桂枝相伍，化气以行水，甘草补脾和中，桂甘相伍，辛甘化合，正合"病痰饮者，当以温药和之"之旨。

【适应证】治疗心下有痰饮属阳虚水停者。

（1）心下有痰饮，胸胁支满，目眩，苓桂术甘汤主之。（《金匮要略·痰饮咳嗽病》）

（2）伤寒，若吐，若下后，心下逆满，气上冲胸，起则头眩，脉沉紧，发汗则动经，身为振振摇者。（《伤寒论·太阳病》67条）

肾气丸

（见妇人杂病篇）。

甘遂半夏汤

【歌括】

满从利减续①还来，甘遂三枚芍五枚，
十二枚夏指大草，水煎加蜜法双该②。

115

【仲景方药原文】甘遂（大者）三枚　半夏十二枚（以水一升，煮取半升，去滓）　芍药五枚　甘草（如指大）一枚（炙）（一本作无）

上四味，以水二升，煮取半升，去滓，以蜜半升，和药汁煎取八合，顿服之。

【注释】①续：接着，紧接。

②该：通"赅"。完备，包括。

【白话解】本方治疗水饮痼结胃肠。由于水饮痼结日久，阳气不通，脉道不利，所以病人脉伏。假如留饮未经攻下，忽然自欲下利，利后反觉得舒快，为正气祛邪外出，水饮下行，留饮有欲去之势。但虽然下利，仅能去除部分水饮，病根并未除，故随之新饮复成，病人心下仍会痞坚胀满。饮邪既有欲去之势，留饮顽固，亦非攻不除，当此之时，应采用因势利导之法，用甘遂半夏汤以攻破逐水，下而去之，以绝病根。方中甘遂三枚，芍药五枚，半夏十二枚，炙甘草如指大一枚，水煎后加蜜再合煎，寓意兼具扶正祛邪两法。

【药物组成】甘遂　半夏　芍药　炙甘草　白蜜

【功效】攻逐水饮。

【方药分析】方中甘遂攻逐水饮，半夏散结除痰，甘草与甘遂相反而同用，取其相反相成，激发留饮得以尽去。芍药、白蜜酸收甘缓以缓药之峻，并防伤阴。

【使用注意】

1. 本方峻下逐水，宜中病即止。

2. 《方函口诀》认为"此方不加蜜，则反而无效。二宫桃亭者，壮年时不加蜜，取大败，受东洞督责，不可忽诸"，可参。

【适应证】

1. 治疗心下水饮顽固难解之症：

（1）病者脉伏，其人欲自利，利反快，虽利，心下续坚满，此为留饮欲去故也。（《金匮要略·痰饮咳嗽病》）

（2）用本方治留饮。（《续名医类案》）

（3）治下利心下续坚满者，下利拘挛而痛不可近者。（《方机》）

2. 治疗支饮及脚气：不但留饮而已，用于支饮及脚气等气急而喘者，有缓和之妙，控涎丹即此方转剂。（《方函口诀》）

十枣汤

【歌括】

> 大戟芫花甘遂平[1]，妙将十枣煮汤行，
>
> 中风表证全除尽，里气未和此法程[2]。

【仲景方药原文】 芫花（熬） 甘遂 大戟各等分

上三味，捣筛，以水一升五合，先煮肥大枣十枚，取八合，去滓，纳药末。强人服一钱匕，羸人服半钱，平旦温服之；不下者，明日更加半钱。得快下后，糜粥自养。

【注释】 [1]平：平均，均等。

[2]法程：法则，程式。

【白话解】 本方治疗悬饮。本方以表证已除、内有饮邪、积聚胁下为悬饮所设。主证是疼痛，脉沉弦。由于悬饮为"饮癖结积在内"，故非猛力"蠲饮破癖"之剂不能获效。十枣汤中芫花、甘遂、大戟各等分，妙在用枣汤泡药末服，使峻下而不伤正。

【药物组成】 芫花 甘遂 大戟 大枣

【功效】 破积逐水。

【方药分析】 芫花、大戟、甘遂三药，均为峻逐水饮药，力猛效速，使水饮迅疾通过大肠排出。方中甘遂善行经隧水湿，大戟善泄脏腑水湿，芫花善攻胸胁癖饮，三药均为攻破逐水猛药，无论水饮留积在胸腹胁下，脏腑腠理，均能排除。

本方大枣虽非逐水药，但之所以用大枣名方，其旨义有二：一是顾护胃气。使水邪去而正不伤。与方后注"糜粥自养"的意义相同。二是缓逐水邪。水居高位（称"悬饮"），药又峻烈，用大枣之性味甘缓，以之缓缓逐水，防止药过病所，从而达到祛邪务尽的目的。

【使用注意】 由于芫花、大戟、甘遂三味药均有一定的毒性，故应重视本方的服用方法，临床用药既要从病情出发，又要结合病人体质强弱及对药物的耐受程度慎重使用，一般应从小剂量（0.5～1克）开始，逐渐加大剂量，视病情需要，或连续用药，或间隔一二日或数日再用。因为本方逐水的作用是通过刺激肠黏膜产生腹泻而发挥的，故应于清晨空腹服，药在胃内停留时间短，可减少对胃的刺激，减少或避免发生不良反应。服药得畅利后，应糜粥自养，以补养正气。对于邪实而正气已虚者，当慎用。另外，因药末对口腔及咽喉有刺激，《三因方》用本方将大戟、芫花、甘遂三药细末，再把枣煮熟，以枣肉与其他三药调和成丸，竣剂缓投，可采用。现多采用装入胶囊服用。

【适应证】

1. 治疗悬饮

（1）脉沉而弦者，悬饮内痛。（《金匮要略·痰饮咳嗽病》）

（2）病悬饮者，十枣汤主之。（《金匮要略·痰饮咳嗽病》）

（3）三圣散（即本方）治久病饮癖停痰，及胁满支饮，辄引胁下痛。（《圣济总录》）

（4）治悬饮内痛，胁下有水气，脉弦数。（《张氏医通》）

2. 其他部位的水饮结聚病症：如支饮、狭义痰饮、溢饮。

（1）治病在胸腹，掣痛者。（《方极》）

（2）治头痛，心下痞硬，引胁下痛，下呕汗出者，咳烦，胸中痛者，胸背掣痛，不得息者。（《方机》）

（3）治支饮咳嗽，胸胁掣痛，及肩背手脚走痛者，又云，痛风肢体走注，手足微肿者，与甘草附子汤，兼用此方，则有犄角之功，为丸用之亦佳。（《类聚方广义》）

大青龙汤

【歌括】

二两桂甘三两姜，膏如鸡子六麻黄，

枣枚十二五十杏①，无汗烦而且躁方。

【仲景方药原文】麻黄六两（去节）　桂枝二两（去皮）　甘草二两（炙）　杏仁四十枚（去皮尖）　生姜三两　大枣十二枚　石膏如鸡子大（碎）

上七味，以水九升，先煮麻黄，减二升，去上沫，纳诸药，煮取三升，去滓，温服一升，取微似汗。汗多者，温粉粉之。

【校勘】①五十杏：依邓珍版《金匮要略》，杏仁为"四十枚"，宜从。

【白话解】本方在此篇治疗溢饮属表有寒里有热者。主症可见发热恶寒，身体疼重、脉浮紧之表寒，又有烦躁之里热。

当以大青龙汤发汗散寒湿兼清泄郁热。方中桂枝、炙甘草各二两，生姜三两，石膏如鸡子大，麻黄六两，大枣十二枚，杏仁四十枚。

【药物组成】麻黄　桂枝　炙甘草　杏仁　生姜　大枣石膏

【功效】外散风寒，内清郁热。

【方药分析】本方由麻黄汤重用麻黄、炙甘草，减杏仁量，加石膏、生姜、大枣而成。方中麻黄配桂枝、生姜、杏仁，发汗解表，宣肺散寒湿；麻黄配石膏，一可发越水气，二可清泄郁热；重用炙甘草、大枣有缓汗、资汗源之用。服汤后以发汗取效，方名曰青龙，取义辛散发汗，犹如龙升雨降，使邪热顿除。

【使用注意】取微汗，则风寒湿俱去。

【适应证】

1. 治溢饮属表寒里热者

（1）病溢饮者，当发其汗，大青龙汤主之，小青龙汤亦主之。(《金匮要略·痰饮咳嗽病》)

（2）伤寒脉浮缓，身不疼，但重，乍有轻时，无少阴证者，大青龙汤发之。(《伤寒论》39 条)

（3）大青龙汤合桂麻而去芍药加石膏，则水气不甚而夹热者宜之。(徐灵胎)

2. 治疗风寒表实兼内热烦躁

（1）太阳中风，脉浮紧，发热恶寒，身疼痛，不汗出而烦躁者，大青龙汤主之。若脉微弱，汗出恶风者，不可服之，服之则厥逆，筋惕肉𬙀，此为逆也。(《伤寒论》38 条)

（2）大青龙汤证与麻黄汤证相似，但病尤重而又加烦躁

者用之。以其风寒俱盛，故大青龙汤添麻黄作六两，合桂枝汤味在内，添石膏，此治营卫俱病。（《活人书》）

3. 治疗二阳并病：二阳并病汗出不彻，面赤怫郁，大青龙。汗不彻谓邪在太阳发汗未彻，又传阳明。面赤谓邪扰怫郁于太阳、阳明之表，未并阳明之腑。大青龙汤解两经之热。（《医宗金鉴》）

4. 肺胀、天行赤眼、麻疹有表寒者

（1）此方为发汗峻剂，溢饮或肺胀，其脉紧大，表证盛者，用之有效。又天行赤眼，或风眼初起，此方加车前子，大发汗，时有奇效。（《方函口诀》）

（2）治麻疹脉浮紧，寒热头眩，身体疼痛，喘咳咽痛，汗不出而烦躁者。（《类聚方广义》）

【按语】《伤寒论》大青龙汤凡两治：一为风寒表实兼内热烦躁，如38条；一为水湿流于四肢肌肤之溢饮，如39条。《金匮要略》大青龙汤证与39条类。

小青龙汤

【歌括】

> 桂麻姜芍草辛三，夏味半升记要谙，
> 表不解兮心下水，咳而发热句中探。

【加减歌曰】

> 若渴去夏取蒌根，三两加来功亦壮，
> 微利去麻加芫花，熬赤取如鸡子样，
> 若噎去麻炮附加，只用一枚功莫上，
> 麻去再加四两苓，能除尿短小腹胀，
> 若喘除麻加杏仁，须去皮尖半升量。

【仲景方药原文】麻黄（去节）　芍药　干姜　甘草（炙）细辛　桂枝（去皮）各三两　五味子半升　半夏半升（洗）

上八味，以水一斗，先煮麻黄，减二升，去上沫，纳诸药，煮取三升，去滓，温服一升。若渴，去半夏，加栝楼根三两；若微利，去麻黄，加荛花，熬成赤色，如一鸡子大；若噎者，去麻黄，加附子一枚，炮；若小便不利，少腹满者，去麻黄，加茯苓四两；若喘，去麻黄，加杏仁半升，去皮尖。且荛花不治利，麻黄主喘，今此语反之，疑非仲景意。

【白话解】本方治疗溢饮属表有寒湿里有停饮者。本病表不解而又心下停水，有表证则发热，心下停水，溢表则身重、疼痛或兼肿，其脉当弦紧。治当以小青龙汤发汗散寒，温化里饮。方中桂枝、麻黄、生姜、芍药、甘草各三两，半夏、五味子各半升。

正由于水饮流动不居，故可出现诸多或然证。水饮内停，津伤有热则渴；水饮下趋大肠则下利；水气上逆咽喉则噎；水停膀胱，失于气化则小便不利，少腹满；影响肺气肃降则喘。故需在小青龙汤基础上加减应用。

【药物组成】麻黄　桂枝　芍药　细辛　干姜　半夏　五味子　甘草

【功效】外散风寒，内蠲水饮。

【方药分析】方中麻黄辛温发汗解表，宣肺平喘。桂枝辛温解肌，与麻黄配伍，能增强解表散寒和通阳作用。与芍药配伍，能调和营卫。干姜配半夏能温化水气。细辛既能佐麻黄外散风寒之邪，特别是干姜、细辛、五味子三药合用，一温一散一收，相互为用，能散寒化饮。甘草调和诸药。取名小青龙汤，一者辛散发汗以解伤寒之表邪，一者辛散发汗以开鬼门散水饮。

小青龙汤方后注中，五个或然症的用药加减分别是：考虑小青龙汤证虽属水饮为病，但也会因津液化痰，致正津亏乏，胶着化燥，口黏而渴。若如此则半夏自然不宜用之，故加栝楼根开痰结，滋燥渴。其次是"若微利"、"若噎"、"若小便不利少腹满"、"若喘"皆去麻黄，这是由于肾虚，麻黄升散，宜拔肾气，加重下虚，形成脱证，故去之。加荛花加强利水，去水则利止。加茯苓健脾利水以治小便不利及腹满；去麻黄发越郁阳，加杏仁降肺定喘。

【适应证】

1. 治疗溢饮表有寒湿里有停饮者：病溢饮者，当发其汗，大青龙汤主之，小青龙汤亦主之。（《金匮要略·痰饮咳嗽病》）

2. 心下有水气诸症

（1）伤寒表不解，心下有水气，干呕，发热而咳，或渴，或利，或噎，或小便不利，少腹满，或喘者。（《伤寒论》40条）

（2）伤寒，心下有水气，咳而微喘，发热不渴，服汤已，渴者，此寒去欲解也（《伤寒论》41条）

（3）小青龙汤治妇人霍乱呕吐。（《备急千金要方》）

（4）有水乘肺气者，小青龙汤主之。（《丹溪心法》）

（5）小青龙汤治形寒饮冷，内伤肺络，咳嗽喘息，呕吐涎沫。（《太平惠民和剂局方》）

（6）用于杂病之腹胀水肿症，以发汗而利水。（《医宗金鉴》）

（7）此方治表不解，心下有水气喘咳者，又用于溢饮之

咳嗽。(《方函口诀》)

(8) 治吐唾不止，水肿，抽搐，羊痫风，胬肉攀睛，乳肿。(《古方今用》)

木防己汤

【歌括】

> 喘满痞坚面色黧^①，己三桂二四参施，
>
> 膏枚二个如鸡子，辛苦寒温各适宜。

【仲景方药原文】 木防己三两　石膏十二枚（如鸡子大）　桂枝二两　人参四两

上四味，以水六升，煮取二升，分温再服。

【注释】 ①黧：指面色晦暗，黑中带黄，呈一种慢性病容。

【白话解】 本方治疗膈间痞坚成实的支饮。水饮停留于胸膈，肺气壅塞，故其人喘促、胸满，饮波及于胃，气机闭塞，故心下痞满、坚硬。水饮结聚胸中，营卫气血不得正常布达以荣面，故病人面色晦暗，黑中带黄，呈一种慢性病容。这是支饮重证，而且病程迁延，正气已显不足，属虚实错杂的证候，治宜邪正兼顾，寒热并用，方可取效。

【药物组成】 木防己　石膏　桂枝　人参

【功效】 扶正通阳，逐饮散邪。

【方药分析】 方中防己、桂枝一苦一辛，温阳行水散结，可使心下痞坚消散；石膏配桂枝发越水气，并可清解郁热；人参益气补虚以扶正。服药之后，能得痞坚虚软，这是水去气行，结聚已散而病愈。

【适应证】 治疗支饮日久正虚邪实者。

1. 膈间支饮，其人喘满，心下痞坚，面色黧黑，其脉沉

紧，得之数十日，医吐下之不愈，木防己汤主之。（《金匮要略·痰饮咳嗽病》）

2. 治水痰喘满，心下痞坚，上气而渴者，兼用陷胸丸或蕤宝丸。（《类聚方广义》）

3. 治膈间支饮，咳逆倚息，短气不得卧，其形如肿者。（《方函口诀》）

4. 治木防己汤证，而不烦渴，小便不利，痞坚甚者。（《方极》）

木防己去石膏加茯苓芒硝汤

【歌括】

四两苓加不用膏，芒硝三合展奇韬，

气行复聚知为实，以软磨坚自不劳。

【仲景方药原文】木防己二两　桂枝二两　人参四两　芒硝三合　茯苓四两

上五味，以水六升，煮取二升，去滓，内芒硝，再微煎，分温再服，微利则愈。

【白话解】该方治疗支饮重证。服木防己汤气已行，而心下又坚满者，知其实邪未去，故木防己汤去有散水之功的石膏，加四两茯苓渗利水湿，加芒硝三合软坚散结，导水下行，这是非常奇特的用药。诸药合用，停滞于胸胁之水饮自然会消散。

【药物组成】木防己　桂枝　人参　芒硝　茯苓

【功效】通阳益气，利水散结。

【方药分析】由于水饮停聚，痼结不解，木防己汤已不能胜任，故将原方中的散水之石膏去掉，而加茯苓淡渗利水，使

125

水饮随小便而出。加芒硝软坚散结，以治心下痞坚，且能导水饮从大便而出，所以方后注"微利则愈"。该方加减要点是病偏下在里，故前后分消。

【使用注意】服药后病人多有小便增、水样泻反应，这是水湿前后分消的向愈之兆。

【适应证】治疗支饮属正虚邪实者：膈间支饮，其人喘满，心下痞坚，面色黧黑，其脉沉紧，得之数十日，医吐下之不愈，木防己汤主之。虚者即愈，实者三日复发，复与不愈者。宜木防己汤去石膏加茯苓芒硝汤主之。(《金匮要略·痰饮咳嗽病》)

泽泻汤

【歌括】

　　　　清阳之位①饮邪乘，眩冒频频苦不胜，
　　　　泽五为君术二两，补脾制水有奇能。

【仲景方药原文】泽泻五两　白术二两

上二味，以水二升，煮取一升，分温再服。

【注释】①清阳之位：头者，诸阳之会。此即指头部。

【白话解】本方治疗狭义痰饮出现冒眩者。饮停肠胃，升降受阻，浊阴不能下行，上犯清空，因而出现头昏目眩。治用泽泻汤健脾化饮，利水止眩。

【药物组成】泽泻　白术

【功效】健脾利水。

【方药分析】方中重用泽泻利水消饮，导浊阴下行；白术健脾制水，培土以断饮邪之源。

【适应证】

1. 治疗狭义痰饮以眩冒为主者

（1）心下有支饮，其人苦冒眩，泽泻汤主之。（《金匮要略·痰饮咳嗽病》）

（2）治心下有水气，苦冒眩，小便不利者。（《方机》）

（3）治心下有水者。（《肘后方》）

2. 其他原因的眩冒：

（1）用本方二药等份煎取治疗阳痿眩晕。（《吴鞠通医案》）

（2）支饮冒眩证，其剧者，昏昏摇摇，如居暗室，如坐舟中，如步雾里，如升空中，居屋床褥，回转如走，虽瞑目敛神，复然，非此方则不能治。（《类聚方广义》）

厚朴大黄汤

【歌括】

> 胸为阳位①似天空，支饮填胸满不通。
>
> 尺朴为君调气分，四枚枳实六黄攻。

【仲景方药原文】厚朴一尺　大黄六两　枳实四枚

上三味，以水五升，煮取二升，分温再服。

【注释】①胸为阳位：胸中为阳气之通路，《内经》有"宗气积于胸中，出于喉咙而司呼吸焉"。

【白话解】本方治疗支饮属饮热交结于胸膈，兼腑气不通者。胸位居人体之上焦，属阳，常比作天空，支饮病位在肺，故胸满不通。肺与大肠相表里，饮热郁肺，大肠传导失职，故病人可伴有腹满，大便秘结等症。本方证总病机为饮热郁肺，腑气不通。整体观指导治疗，用厚朴大黄汤行气消饮，荡热通便，一方面通腑以畅肺，一方面逐饮，使之从大肠而走。

【药物组成】厚朴　大黄　枳实

【功效】行气消饮，荡热通便。

【方药分析】方中厚朴下气除满、涤饮为主药；大黄荡热行滞，以开邪去之路；枳实破结导滞、消饮，共为辅药。三药合用，使饮热下走，结开气行，则胸满可愈。

【适应证】

1. 治疗支饮属饮热郁兼腑气不通者：支饮胸满者，厚朴大黄汤主之。(《金匮要略·痰饮咳嗽病》)

2. 治疗狭义痰饮：治胃内停水，及心下部膨满。(《皇汉医学》)

葶苈大枣泻肺汤

(见肺痈)。

小半夏汤

【歌括】

呕家见渴饮当除，不渴应知支饮居，

半夏一升姜八两，源头探得病根锄。

【仲景方药原文】半夏一升　生姜半斤

上二味，以水七升，煮取一升半，分温再服。

【白话解】本方治疗狭义痰饮呕吐者。呕家：经常呕吐的病人。无论是宿食呕吐还是痰饮呕吐，呕后口渴，这既是宿食或痰饮已尽的反应，也是胃阳恢复之征，所以说是渴者为欲解。若呕吐以后反而不口渴，这是饮邪仍停留于胃，即使水饮可随呕吐排出一部分，但停滞的水饮仍然存在，故反不渴。心下仍有水饮支撑胀满者，用小半夏汤散寒化饮，降逆止呕。

【药物组成】半夏　生姜

【功效】豁痰降气，安胃止呕。

【方药分析】方中半夏辛温，涤痰化饮，降逆止呕，为治饮病的要药；生姜辛散，温中降逆，消散寒饮，又能抑制半夏之悍性。孙思邈说"生姜，呕家之圣药，呕为气逆不散，故用生姜以散之"。

【适应证】

1. 治疗狭义痰饮呕吐：呕家本渴，渴者为欲解，今反不渴，心下有支饮故也，小半夏汤主之。(《金匮要略·痰饮咳嗽病》)

2. 治疗各种呕吐

（1）诸呕吐，谷不得下者，小半夏汤主之。（《金匮要略·呕吐哕下利病》)

（2）治五噎：治五噎，胸膈咽喉不利，痰逆食少方，半夏七枚，小者，汤洗去滑捣，细罗为散，都为一服，以浓生姜汤调服之。(《圣惠方·五十卷·治五噎诸方》)

3. 治气郁涎逆：玉液汤治七情伤感，气郁生涎，随气上逆，头目眩晕，心嘈忪悸，眉棱骨痛。大半夏洗净，汤泡七次，切作片子，每服四钱，水二盏，生姜七片，煎至七分，去滓，入沉香水一呷温服，不拘时候。(《严氏济生方·眩晕门》)

4. 治呕吐甚不能服药者：呕吐甚，或病人恶汤药，呕吐恶心，不能服对证方者，皆宜兼用本方。(《类聚方广义》)

5. 治心腹虚冷：病心腹虚冷，游痰气上，胸胁满，不下食，呕逆，胸中冷者，小半夏汤主之。(《千金要方·卷十八·痰饮》)

己椒苈黄丸

【歌括】

肠中有水口带干，腹里为肠按部观。

椒己苈黄皆一两，蜜丸饮服日三餐。

【仲景方药原文】防己　椒目　葶苈(熬)　大黄各一两

上四味，末之，蜜丸如梧子大，先食饮服一丸，日三服，稍增，口中有津液。渴者加芒硝半两。

【白话解】本方治疗肠间饮聚成实者。此病乃水邪结聚肠间，故见腹中胀满而沥沥有声；水饮不化，津液不能上承，则口舌干燥，但不喜饮水。腹部有大肠和小肠，应逐一辨治，方用己椒苈黄丸，宣上运中导水下行，前后分消。

【药物组成】防己　椒目　葶苈　大黄

【功效】利水消饮，泻热通便。

【方药分析】防己苦泄，渗透肠间水气；椒目辛散，除心腹留饮，二药合用导水气从小便而出。葶苈开宣肺气，通利肠道；大黄荡涤胃肠，二药合用逐水从大便而出。诸药合用，前后分消，共奏攻坚逐饮、化气行水之功。

【适应证】治疗痰饮结聚肠中，二便不利者：腹满，口舌干燥，此肠间有水气，己椒苈黄丸主之。(《金匮要略·痰饮咳嗽病》)

小半夏加茯苓汤

【歌括】

呕吐悸眩痞又呈①，四苓升夏八姜烹，

膈间有水金针度②，澹渗③而辛得病情。

130

【仲景方药原文】半夏一升　生姜半斤　茯苓三两（一法四两）

上三味，以水七升，煮取一升五合，分温再服。

【注释】①呈：出现。

②金针度：冯翊著《桂苑丛谈》载："郑侃女采娘，七夕夜陈香筵，乞于织女，……（织女）乃遗一金针，长寸余，缀于纸上，置裙中，令三日勿语，汝当奇巧"。后采娘果然刺绣女红，奇巧无比。金·元好问有诗云："鸳鸯绣出从教看，莫把金针度与人"。金针度之义是把方法诀窍教给别人。成语是金针不度，此处反其义而用之。

③澹渗：淡渗。

【白话解】本方治疗狭义痰饮呕吐兼眩悸者。水饮停聚膈间，"膈间"虽主在膈，实涉及胸、胃。饮邪扰胃，气逆失和，故卒呕吐；饮阻气滞，则心下痞；饮邪阻遏，清阳不升，则目眩；水饮凌心乃悸。诸症均较小半夏汤为重，膈间水饮泛溢、上逆是其症结所在，故用小半夏辛散水饮治胃中停饮不变，加茯苓淡渗利水，这样就切中病机了。

【药物组成】半夏　生姜　茯苓

【功效】散饮除水，蠲饮降逆。

【方药分析】该方以降气利水为要。用辛温的生姜、半夏温化寒饮，降逆止呕；用甘淡的茯苓淡渗利水，加强水从下去的作用，茯苓并可宁心安神。三药相协，使散水、化水、利水三力相合，诸症可解。

【适应证】

1. 治疗寒饮停胃重症

（1）卒呕吐，心下痞，膈间有水，眩悸者，小半夏加茯苓汤主之。（《金匮要略·痰饮咳嗽病》）

（2）半夏加茯苓（即本方）治三焦不顺，心下痞满，膈间有水，目眩悸动。（《圣济总录》）

（3）茯苓半夏汤（即本方）治停痰留饮，心下痞满，胸膈满闷，咳嗽呕吐，气短恶心，以致饮食不下。（《太平惠民和剂局方》）

（4）大半夏汤（即本方）治痰饮，脾胃不和，咳喧呕吐，饮食不入。（《妇人良方》）

（5）治前方（谓小半夏汤）证兼停饮而渴者，又停饮呕吐不良，心下痞硬，或头眩者，皆有效。饮食不进者，或疟疾经日食不进者，此方倍加生姜，能奏效。（《方函口诀》）

2. 治各种水饮结聚病症

（1）治水结胸证，心下松满，无大热，头汗出。（《直指方》）

（2）治痰饮汗多，小便不利。（《张氏医通》）

3. 治疗各种呕吐：恶阻不能受药者，可用本方，若仍不受可用伏龙肝一两煮水，再煎本方，无不受者，不但治恶阻呕吐，用于诸病呕逆，诸医所束手者，皆得奇验。（《医事小言》）

五苓散

【歌括】

> 猪术茯苓十八铢[①]，泽宜一两六铢符，
> 桂枝半两磨调服，暖水频吞汗出苏。

【仲景方药原文】 泽泻一两一分　猪苓三分（去皮）　茯苓三分
白术三分　桂枝二分（去皮）

上五味，为末，白饮服方寸匕，日三服，多饮暖水，汗出愈。

【注释】 ①铢：汉代重量单位中有粟、黍、铢、两、斤、钧、石，

132

铢。24 铢为一两。

【白话解】 本方治疗狭义痰饮重症而癫眩者。水饮为患，病及三焦，为水饮重症。在上可因水饮上犯清阳而颠眩，在下可因气不化水，小便不利。由于饮邪较盛，水无去路，继而上逆，以致产生脐下动悸不宁诸证。饮停中焦，胃失和降，水饮随之逆而吐出，故吐涎沫。总属三焦气化不利，水湿泛溢。治以温阳化气利水，五苓散方中猪苓、白术、茯苓各十八铢，泽泻一两六铢，桂枝半两，四药为末，冲服，汗出说明气化已行，水饮将去。

【药物组成】 泽泻　猪苓　茯苓　白术　桂枝

【功效】 通阳化气利水，兼以解表。

【方药分析】 方中重用泽泻，泄湿利水；配白术健脾燥湿，配茯苓、猪苓淡渗利水，使水饮从小便而去；桂枝一者解肌发汗以散饮，二者应"病痰饮者当以温药和之"。桂枝配诸利水药可促进三焦气化，达到通阳化气利水。诸药合用，共奏温阳化气利水之功。

【适应证】

1. 治疗狭义痰饮阳虚阴盛者

（1）假令瘦人脐下有悸，吐涎沫而癫眩，此水也，五苓散主之。（《金匮要略·痰饮咳嗽病》）

（2）脉浮，小便不利，微热消渴者，宜利小便发汗，五苓散主之。（《金匮要略·消渴小便不利病》）

2. 三焦气化不利，水液代谢失常各种病症

（1）太阳病，发汗后，大汗出，胃中干，烦躁不得眠，欲得饮水者，少少与饮之令胃气和则愈。若脉浮，小便不利，微热，消渴者，五苓散主之。（《伤寒论》71 条）

（2）发汗已，脉浮数，烦渴者，五苓散主之。(《伤寒论》72 条)

（3）中风发热，六七日不解而烦，有表里证，渴欲饮水，水入则吐者，名曰水逆，五苓散主之。(《伤寒论》74 条)

（4）伤寒汗出而渴者，五苓散主之；不渴者，茯苓甘草汤主之。(《伤寒论》73 条)

（5）本以下之，故心下痞，与泻心汤，痞不解。其人渴而口燥烦，小便不利者，五苓散主之。一方云，忍之一日乃愈。(《伤寒论》156 条)

（6）霍乱，头痛，发热，身疼痛，热多欲饮水者，五苓散主之；寒多不用水者，理中丸主之。(《伤寒论》386 条)

3. 伤寒温病外有邪，里有湿

（1）治伤寒温热病，表里未解，头痛发热，口燥咽干，烦渴饮水，或水入即吐，或小便不利，及汗出表解烦渴不止者，宜服之。又治瘀热在里，身发黄疸，浓煎茵陈蒿汤调下，食前服之。(《太平惠民和剂局方》)

（2）伤寒脉浮缓，手足自温者，系在太阴，小便不利者，必发黄，五苓散加茵陈主之。以茵陈浓煎汤，调五苓散二钱服之，日三四，黄从小便下，以小便利，小便清为度。(《伤寒总病论》)

（3）五苓散治伏暑饮热，暑气流入经络，壅溢发衄，或冒气虚，血渗入胃，停留不散，吐出一二升许。(《三因极一病证方论》)

（4）加味五苓汤，治伏暑热二气及暑湿泄泻注下，或烦，或渴，或小便不利，即本方加车前子。(《济生方》)

4. 杂病属水湿结聚者

（1）治酒毒，小便赤涩，宜五苓散。(《此事难知》)

（2）五苓散治湿生于内，水泻，小便不利。（《济阴纲目》）

（3）五苓散通治诸湿腹满，水饮水肿，呕逆泄泻，水寒射肺，或喘，或咳，中暑烦渴，身热头痛，膀胱积热，便秘而渴，霍乱吐泻，痰饮湿疟，身痛身重。（《医方集解》）

（4）五苓散用薏苡仁煎汤调下，治外肾肤囊，赤肿通明，及女儿阴户肿胀，乃心热所传。（《观聚方要补》）

（5）某，67岁，少腹单胀，二便通利稍好，显是腑阳窒痹，浊阴凝结所致，前法专治脾阳，宜乎不应，当开太阳为要，五苓散加椒目。（《临证指南医案》）

（6）胡永隆之子三岁，其弟久隆之子四岁，时当夏季，患饭渴吐泻之症，俱付幼科医治，病势转剧，惟永隆求治于余。视其汗出烦躁，饮水即吐，泄泻进迫，小水短赤，舌干芒刺，中心黄苔甚厚，时时将舌吐出。细为思之，与仲景所谓太阳中风，发热六七日，不解而烦，有表里征，渴欲饮水，水入即吐，名曰水逆，治与五苓散者相符。但此烦热蓄盛，三焦有火，宜加苦寒之味，引之屈曲下行，妙在剂中之桂，为膀胱通阳化气之品。又合热因寒之旨，庶几小便通而水道分清矣。以猪苓、茯苓、泽泻、术、肉桂、黄连、栀子，2剂而愈。（《谢映庐医案》）

附　方

《外台》茯苓饮

【歌括】

中虚不运聚成痰，枳二参苓术各三，
姜四橘皮二两半，补虚消满此中探。

【仲景方药原文】茯苓　人参　白术各三两　枳实二两　橘皮二两半　生姜四两

上六味，水六升，煮取一升八合，分温三服，如人行八九里进之。

【白话解】本方治饮病吐后脾胃气虚证。心胸中有停痰宿水，自吐出水后脾胃更虚，气虚痰湿内停，可致腹满、不欲饮食。本方为消补兼施，饮病病后调理之剂。方用人参、茯苓、白术益气补中，健脾祛湿；橘皮、枳实、生姜理气和胃，散饮化痰，共奏"消痰气，令能食"之功。方用枳实二两，人参、茯苓、白术各三两，生姜四两，橘皮二两半。

【药物组成】茯苓　人参　白术　枳实　橘皮　生姜

【功效】补中益气，消饮除痰，下气宽中。

【方药分析】方中人参、茯苓、白术益气健脾，橘皮、枳实理气化痰，茯苓配生姜还能消饮，橘皮协生姜又可和胃降逆。诸药合用消补兼施，治疗痰饮病虚多邪少，为脾胃气虚，饮邪未尽的调理方。

【适应证】

1. 治疗脾胃气虚，饮邪未尽

（1）《外台》茯苓饮治心胸中有停痰宿水，自吐出水后，心胸间虚，气满不能食。消痰气，令能食。（《金匮要略·痰饮咳嗽病》）

（2）治心下痞硬而悸，小便不利，胸满而自吐宿水者。（《方极》）

2. 气虚痰湿咳嗽：咳嗽属治胃中有留饮而自吐宿水，小便不利，及由咳嗽而白膜发白斑及小儿百日咳。（《眼科锦囊》）

桂苓五味甘草汤

【歌括】

　　　　青龙①却碍肾元亏，上逆下流又冒时。

　　　　味用半升苓桂四，甘三扶土镇冲宜。

【仲景方药原文】茯苓　桂枝（去皮）各四两　甘草三两（炙）
五味子半升

　　上四味，以水八升，煮取三升，去滓，分温三服。

【注释】①青龙：据上文之意，此指小青龙汤。

【白话解】本方治疗误服小青龙汤后发生的冲气等证。小
青龙汤方为辛温表散之剂，一般只适应于体质不虚，形气俱实
的患者，若体虚下元虚衰之人服用小青龙汤以后，则易发越阳
气而引动冲气产生一系列上逆下流的变证。寒气循冲脉上逆，
故出现的气从小腹上冲胸咽面部烘热、潮红如醉酒、头目眩晕
之症。下流是指冲气下归下焦，下焦阳虚，可见手足厥逆；肾
之气化不利，故小便难。当此之时，急宜虚实兼顾，温阳利
水，镇逆平冲。方中五味子半升，茯苓、桂枝各四两，炙甘草
三两。

【药物组成】茯苓　桂枝　炙甘草　五味子

【功效】温阳化饮，止冲降逆。

【方药分析】方中桂枝、甘草辛甘化阳；桂枝配茯苓通阳
化气，降逆利水，共治其本；五味子收敛耗散之气，使虚阳不
致上浮，兼顾其标。

【适应证】治疗阳虚寒盛，上盛下虚者：青龙汤下已，多
唾口燥，寸脉沉，尺脉微，手足厥逆，气从小腹上冲胸咽，手
足痹，其面翕热如醉状，因复下流阴股，小便难，时复冒者，

与茯苓桂枝五味甘草汤，治其气冲。(《金匮要略·痰饮咳嗽病》)

桂苓五味甘草去桂加姜辛汤

【歌括】

冲气^①低时咳满频，前方去桂益姜辛，

姜辛三两依原法，原法通微^②便出新。

【仲景方药原文】茯苓四两　甘草三两　干姜三两　细辛三两

五味半升

上五味，以水八升，煮取三升，去滓，温服半升，日

三服。

【注释】①冲气：指邪气上冲胸咽，现咽干胸闷面赤等症。

②通微：探索清楚病机细微之处。

【白话解】本方治疗服用桂苓五味甘草汤后，冲气已平，支

饮复现者。前证冲气上逆经用桂苓五味甘草汤治疗后，冲气得

平，但咳嗽胸满加剧，这是由于匿伏在肺的寒饮又复出的缘故。

寒饮内动，胸阳被遏，肺失清肃，故又出现咳嗽、胸满，此时

宜去邪为主，用苓甘五味姜辛汤散寒化饮。方中用苓桂五味甘

草汤去桂枝，加细辛、干姜各三两，这是初用小青龙汤时温散

水饮法。虽是新方，却是洞悉小青龙汤病机细微之处基础上的

灵活应用。

【药物组成】茯苓　甘草　干姜　细辛　五味子

【功效】止咳化痰，温肺散寒。

【方药分析】因本证冲气已平，故于桂苓五味甘草汤中去

掉平冲降逆的桂枝，旧饮复动，故加干姜、细辛以温肺散寒，

化饮止咳，仍用茯苓渗利，以祛邪下出；这样五味子、干姜、

细辛相伍，一开一合一温，温化水饮，止咳平喘；甘草和药。

【适应证】治冲气既低，而反更咳，胸满者，用桂苓五味甘草汤，去桂加干姜、细辛，以治其咳满。(《金匮要略·痰饮咳嗽病》)

苓甘五味姜辛半夏汤

【歌括】

咳满平时渴又加，旋而不渴饮余邪。

冒①而必呕半升夏，增入前方效可夸。

【仲景方药原文】茯苓四两　甘草二两　细辛二两　干姜二两，五味子　半夏各半升

上六味，以水八升，煮取三升，去滓，温服半升，日三服。

【注释】①冒：指头目昏冒，头脑不清状。

【白话解】本方承上方论述冲气复发与饮气上逆的鉴别与治疗。服前方后咳满即止者，是姜、辛的功效已著，病情缓解好转现象。但亦有服药后见口渴，冲气复发者，这是因姜、辛之辛温，使病机转从燥化，动其冲气所致，此种变化自当酌用苓桂味甘汤以治之。另一种变化为口渴反止。如其为热药之变，当口渴不止，今反不渴者，是饮邪内盛，水气有余，这是出于饮邪上逆，而非下焦寒气。冲气与支饮均有上逆眩冒之变，应加以鉴别，前者气冲而不呕，后者则上逆必见呕吐。现服热药而不渴，反加上逆呕吐，是前药尚未能控制其发作之势，仍为饮邪无疑，可用原方加半夏，既去水止呕，又降逆平冲，此治可见疗效。

【药物组成】茯苓　甘草　干姜　细辛　五味子　半夏

【功效】温肺化饮，降胃止呕。

【方药分析】本方是由苓甘五味姜辛汤加味组成。方中减轻了甘草、干姜、细辛的用量，减甘草，是防其甘缓滞中，于呕吐不利；减干姜、细辛是防其过于辛热化燥。然而，本方温化寒饮之力并不逊于苓甘五味姜辛汤，因为方中加了一味辛温的半夏，该药既能降逆止呕，又可增强全方温化寒饮的作用。

【适应证】治咳满即止，而更复渴，冲气复发者，以细辛、干姜为热药也。服之当遂渴，而渴反止者，为支饮也。支饮者，法当冒，冒者必呕，呕者复内半夏，以去其水。（《金匮要略·痰饮咳嗽病》）

苓甘五味姜辛半夏杏仁汤

【歌括】

咳轻呕止肿新增，面肿须知肺气凝①。

前剂杏加半升煮，可知一味亦规绳②。

【仲景方药原文】茯苓四两　甘草三两　五味子半升　干姜三两　细辛三两　半夏半升　杏仁半升（去皮尖）

上七味，以水一斗，煮取三升，去滓，温服半升，日三服。

【注释】①凝：阻滞不通。

②规绳：规矩准绳。

【白话解】本方承上论述水去形肿的治法。服药后水去呕吐止、咳嗽减是水湿减轻之象，但由于肺中余邪未尽，肺卫不宣，饮气外溢，故见身体浮肿，可用前方苓甘五味姜辛夏汤中加杏仁半升，以宣利肺气。因肺为水之上源，肺气宣通，则可开发腠理，通调水道，有助于水饮的消除，身体浮肿也会随之而愈。

从形肿一证而论，本可应用麻黄发汗消肿，但由于其人本有尺脉微、手足痹等虚证，故不能用。若违反病情，误用麻黄，则更耗伤其阳，必有厥逆之变，故药物的取舍是有规矩的。

【药物组成】茯苓　甘草　五味　干姜　细辛　半夏杏仁

【功效】温阳行水。

【方药分析】本方是在苓甘五味姜辛半夏汤的基础上加杏仁组成的，因本证属寒饮在胸肺，肺卫不利，故除新增一味杏仁宣肺利气外，还将方中干姜、细辛的用量又各增至三两。意在加强本方辛温宣散的力量。诸药合奏温化寒饮、宣利肺气的功效。

【适应证】主治支饮形肿者：水去呕止，其人形肿者。（《金匮要略·痰饮咳嗽病》）

苓甘五味姜辛夏杏大黄汤

【歌括】

　　　　面热如醉火邪殃，前剂仍增三两黄，

　　　　驱饮辛温药一派，别能攻热制阳光[1]。

【仲景方药原文】茯苓四两　甘草三两　五味半升　干姜三两　细辛三两　半夏半升　杏仁半升　大黄三两

上八味，以水一斗，煮取三升，去滓，温服半升，日三服。

【注释】[1]阳光：此处指胃热上冲，面红发热之证。

【白话解】本方治寒饮未去，兼胃热上冲者。支饮诸证如咳嗽、胸满、眩冒、呕吐、身体浮肿等证仍在，又加面热如醉，这是胃热循经上冲所致。本条的"面热如醉"与冲气上逆其面翕热如醉状不同：冲气上逆，病属下焦，为下焦虚阳浮越，故用苓桂五味甘草汤平冲降逆，收敛浮阳；本条面热如醉为中焦阳明之热熏于面，故加大黄，以苦寒泄热。故治宜温散寒饮为主，兼以清泄胃热，于苓甘五味姜辛半杏汤中加入一味大黄。

【药物组成】茯苓　甘草　五味子　干姜　细辛　半夏　杏仁　大黄

【功效】温肺散寒，止咳化痰，通腑泄热。

【方药分析】本方承上方，病兼胃热上冲，属饮邪夹热，故于温化蠲饮方中，加大黄一味，以苦寒泄热。

【适应证】治寒饮未去，兼胃热上冲：

1. 若面热如醉，此为胃热上冲熏其面。（《金匮要略·痰饮咳嗽病》）

2. 治前方证（苓甘五味姜辛夏仁汤）而大便不通者。（《方机》）

3. 治前方证（苓甘五味姜辛夏仁汤）而腹中微结者。（《方极》）

消渴小便不利淋病方

肾气丸

（见妇人杂病）。

五苓散

（见痰饮病）。

文蛤散

【歌括】

> 水潠①原逾汗法门，肉中粟起②更增烦，
>
> 意中思水还无渴，文蛤磨调药不繁。

【仲景方药原文】 文蛤五两

上一味，杵为散，以沸汤五合，和服方寸匕。

【注释】①水潠（sùn）：喷水。"以冷水潠之"，即将水含在口中而喷洒病人，是古代退热的一种方法。潠，同"噀"，喷。

②粟起：指皮肤所起的如粟米状的小疙瘩。

【白话解】本方治疗郁热或余热伤津者。水潠是古代退热的一种方法，可见有太阳表证。从"更增烦"一句来看，说明原本即有心烦等里热表现，或是已有入里化热的趋势的太阳病，这种表有寒里有热证，当以大青龙汤治之。反用冷水潠灌退热，不仅玄府不开，邪气不能得解，反使腠理更加郁闭，致热不得外散而阳郁，汗不能外出而湿郁。湿阻阳遏，故弥更益烦；湿闭玄府，则肉上粟起。湿热壅遏，意欲饮水而反不渴。治当清热化湿，文蛤散主之。用法是单用一味文蛤磨调。

【药物组成】文蛤

【功效】清热化湿，生津止渴。

【方药分析】文蛤一味，味咸性凉，清热生津，化湿利小便。

【适应证】

1. 治疗郁热或余热伤津者：治渴欲饮水不止者，文蛤散主之。（《金匮要略·消渴小便不利》）

2. 病在阳，应以汗解之，反以冷水潠之。若灌之，其热

被劫不得去，弥更益烦，肉上粟起，意欲饮水，反不渴者，服文蛤散；若不差者，与五苓散；寒实结胸，无热证者，与三物小陷胸汤，白散亦可服。(《伤寒论》141 条)

【按语】本条歌诀依据《伤寒论》141 条而来，病机以湿热兼有阴伤，治疗以清热化湿为主，兼生津止渴。《金匮要略》所用，病机余热未清，兼有热邪伤津，治疗以咸凉润下、生津止渴为主。

栝楼瞿麦丸

【歌括】

　　小便不利渴斯成，水气留中液不生。

　　三两蓣苓瞿一两，一枚附子二楼行。

【仲景方药原文】栝楼根二两　茯苓　薯蓣各三两　附子一枚(炮)　瞿麦一两

上五味，末之，炼蜜丸梧子大，饮服三丸，日三服；不知，增至七八丸，以小便利，腹中温为知。

【白话解】本方治疗下寒上燥的小便不利。肾主水而司气化，肾与膀胱相表里。肾阳虚，不能蒸化水液，津不上承，上焦反生燥热，故其人口渴，饮水不止。阳虚不化，水滞不行，故小便不利，也可以出现腰以下有水肿，腹中冷现象。治以栝楼瞿麦丸润燥生津，温阳利水。方中薯蓣、茯苓各三两，瞿麦一两，附子一枚，栝楼根二两。

【药物组成】栝楼根　茯苓　薯蓣　炮附子　瞿麦

【功效】温阳化水，生津止渴。

【方药分析】栝楼根、山药润燥生津而止渴；茯苓、瞿麦淡渗以利水，附子温肾阳而化气，使肾阳复而气化有权，气化行则水道利，津液上达，诸症自平。

【适应证】

1. 治小便不利属下寒上燥者：

（1）小便不利者，有水气，其人若渴，栝楼瞿麦丸主之。（《金匮要略·消渴小便不利》）

（2）治小便不利，有水气，口渴，腹中冷。（《张氏医通》）

2. 治疗心肾阳虚病症：治心下悸，小便不利，恶寒而渴者。（《方极》）

蒲灰散

【歌括】

小便不利用蒲灰，平淡无奇理备该①。

半分蒲灰②三分滑，能除湿热莫疑猜。

【仲景方药原文】蒲灰七分　滑石三分

上二味，杵为散，饮服方寸匕，日三服。

【注释】①该：同"赅"。

②半分蒲灰：据邓珍版《金匮要略》为"蒲灰七分"，宜从。

【白话解】本方治疗小便不利属于瘀血湿热者。证见小便不利，尿道疼痛，或下腹疼痛等证，用蒲灰散以化瘀利窍，清利湿热。药虽二味平淡无奇，立法机制可谓完备。

【药物组成】蒲灰　滑石

【功效】泄热利湿，凉血行瘀。

【方药分析】蒲灰，《本经》言其主膀胱寒热，利小便，主血。具有凉血化瘀，消肿作用。滑石，清热利湿。两药合用具有化瘀清热利窍的作用。

【适应证】

1. 治疗小便不利属于瘀血湿热者：小便不利，蒲灰散主之；滑石白鱼散、茯苓戎盐汤并主之。（《金匮要略·消渴小便不利》）

2. 用于凉血、活血，止心腹诸痛。（《本草纲目》）

3. 治皮水小便不利而渴。（《张氏医通》）

滑石白鱼散

【歌括】

> 滑石余灰①与白鱼，专司血分莫踌躇，
>
> 药皆平等擂调饮，水自长流不用疏。

【仲景方药原文】滑石二分　乱发二分（烧）　白鱼二分

上三味，杵为散，饮服方寸匕，日三服。

【注释】①余灰：名血余炭，乱发烧灰后而成。

【白话解】本方治疗小便不利属于下焦湿热伤及血络者。证见小便不利，小腹胀痛，血尿者。用滑石白鱼散，本方所治属热盛血淋，以清湿热止血为治。方用滑石、血余炭、白鱼诸药等分磨末调服，小便自会清利舒畅。

【药物组成】滑石　乱发　白鱼

【功效】清热利尿，祛瘀止血。

【方药分析】滑石清泄湿热，利窍止痛；乱发烧灰即血余炭，消瘀血并止血；白鱼又称衣鱼、蠹鱼、蛀书虫，可行血消瘀利小便，治小便淋证。三味相伍，散瘀止血，清热利湿。

【适应证】

1. 治疗小便不利属湿热血瘀者：小便不利，蒲灰散主之；滑石白鱼散、茯苓戎盐汤并主之。（《金匮要略·消渴小便不

利》）

2. 治消渴，小便不利，小腹胀痛有瘀血者。（《张氏医通》）

茯苓戎盐汤

【歌括】

> 一枚弹大取戎盐，茯用半斤火自潜①，
>
> 更有白术二两佐，源流不滞自霈霶②。

【仲景方药原文】茯苓半斤　白术二两　戎盐（弹丸大）一枚

上三味，先将茯苓、白术煎成，入戎盐，再煎，分温三服。

【注释】①火自潜：茯苓扶土制水，水不泛溢，为土胜水，水归于下焦肾。故据文义，当为"水自潜"。

②霈霶（pèizhān）：此形容小便畅利之意。霈，大雨、雨盛的样子。霶，同"沾"，浸湿、附着之意。

【白话解】本方治疗小便不利属脾肾两虚，气化不利者。戎盐益肾，配以茯苓半斤健脾利水，白术二两健脾燥湿，为扶土制水。水道源流不壅滞，小便自然舒畅。

【药物组成】茯苓　白术　戎盐

【功效】益肾清热，健脾利湿。

【方药分析】方中青盐即产于青海之大青盐，性味咸寒，疗溺血、吐血、助水脏、益精气；茯苓量重，健脾渗利湿浊，白术补脾燥湿，培土制水。三味合用益肾健脾利湿。

【适应证】

1. 治疗小便不利属脾肾两虚：小便不利，蒲灰散主之；滑石白鱼散、茯苓戎盐汤并主之。（《金匮要略·消渴小便不利》）

2. 治胞中精枯血滞，小便不利。(《张氏医通》)

白虎加人参汤

(即白虎人参汤，见暍病)。

猪苓汤

【歌括】

> 泽胶猪茯滑相连，咳呕心烦渴不眠，
>
> 煮好去滓胶后入，育阴利水法兼全。

【仲景方药原文】猪苓(去皮)　茯苓　阿胶　滑石　泽泻
各一两

上五味，以水四升，先煮四味，取二升，去滓，纳胶烊
消，温服七合，日三服。

【白话解】本方治疗水热互结阴亏之小便不利。主症是咳、
呕、心烦、渴、不眠，渴欲饮水，又水热互结在里，犯肺则
咳，犯胃则呕，热郁伤阴则渴，热盛扰心则烦，湿热扰心则不
得眠，故用猪苓汤育阴清热利水。方中有泽泻、阿胶、猪苓、
茯苓、滑石等分。用法当注意将阿胶放入煮好的药中烊化服。

【药物组成】猪苓　茯苓　阿胶　滑石　泽泻

【功效】清热利水，育阴润燥。

【方药分析】茯苓健脾渗湿，猪苓、泽泻淡渗利水，与甘寒
之滑石相伍利水清热，阿胶甘平，滋阴补血以育阴。五味相合，
渗利与清热育阴并进，利水而不伤阴，滋阴而不恋邪，则水气
去，邪热清，阴液复，诸病自解。

【适应证】

1. 治疗小便不利属水热互结阴伤者：脉浮，发热，渴欲

饮水，小便不利者，猪苓汤主之。(《金匮要略·消渴小便不利》)

2. 湿热为患各种病症

(1) 治湿热、黄疸、口渴、溺赤。(《医方集解》)

(2) 治淋病点滴不通，阴头肿痛，少腹膨胀作痛者。(《类聚方广义》)

水气病方

越婢加术汤

【歌括】

里水①脉沉面目黄，水风相搏湿为殃，

专需越婢平风水，四两术司去湿良。

【仲景方药原文】越婢汤加白术四两

煎法同越婢汤。

【注释】①里水：《脉经·卷八》注："一云皮水"，宜从。

【白话解】越婢加术汤治疗皮水。皮水为内有水气，外合湿邪而成，与肺脾的关系密切。水气过盛，浸淫肌肤，脉气不能鼓动于外，故"其脉沉"，或较风水而言，水气偏里故脉沉。水湿之邪充斥于表，故"一身面目洪肿"。治当发越水气，兼清郁热，用越婢汤原方治风水浮肿，再加四两白术去肌腠水湿。

【药物组成】麻黄　石膏　生姜　大枣　甘草　白术

【功效】发越水气，兼清郁热。

【方药分析】方中重用麻黄、石膏，二者相伍宣散发泄水气，兼清郁热；麻黄配生姜发散解表，祛除水气；白术，《本草经》言其主风寒湿痹与止汗。《别录》谓其能除皮间风水结肿。故白术此方中行偏里在肌腠之水，又能防麻黄发汗太过。诸药相配，共奏发汗利水，宣泄郁热之功。甘草调和诸药。

【适应证】

1. 皮水重症

（1）里水，一身面目黄肿，脉沉，小便不利者。里水，越婢加术汤主之；甘草麻黄汤亦主之。（《金匮要略·水气病》）

（2）里水者，一身面目黄肿，其脉沉，小便不利，故令病水。假如小便自利，此亡津液，故令渴也。越婢加术汤主之。（《金匮要略·水气病》）

（3）上体下体，一身悉肿，脉浮而渴，自汗出，恶风，小便不利，或喘咳者，越婢汤主之；脚气风痛，疮毒内攻等多此证。（《方舆輗》）

（4）此方以发越脾气为本义，虽属麻黄剂，而与麻黄汤、大青龙汤异趣，以无大热自汗出为目的，故用于肺胀皮水等，而不用于伤寒溢饮，论中麻杏甘石汤与此方同类。（《方函口诀》）

（5）治妇人脚气，若外盛者，宜作越婢汤加术四两。（《诸病源候论》）

2. 治疗肌腠水湿：越婢加术汤治胬肉淡红，面目黄肿，小便不利者。（《眼科锦囊》）

3. 治溢饮：治大青龙汤证，而不咳嗽上冲者。（《方极》）

4. 治疗历节病：《千金方》越婢加术汤治肉极热，则身体津脱，腠理开，汗大泄，历节风，下焦脚弱。（《金匮要略·中风历节病》）

防己黄芪汤

（见湿病）。

越婢汤

【歌括】

> 一身悉肿属风多，水为风翻涌巨波①，
>
> 二草三姜十二枣，石膏八两六麻和。

【仲景方药原文】麻黄六两　石膏半斤　生姜三两　大枣十五枚
甘草二两

上五味，以水六升，先煮麻黄，去上沫，纳诸药，煮取三
升，分温三服。恶风者加附子一枚炮。风水加术四两。（《古
今录验》）

【注释】①巨波：形容水气来势凶猛。

【白话解】本方治疗风水。风水之病，是因风邪袭表，肺
卫失宣，通调失职，导致水气泛溢肌表所致。本病因风致水，
水为风激则泛滥四溢，故一身悉肿。风水相搏之证，虽汗出而
表证不解，外无大热而郁热仍在，故治宜发汗行水兼清郁热。
方用麻黄六两，石膏半斤，生姜三两，甘草二两，大枣十
二枚。

【药物组成】麻黄　石膏　生姜　大枣　甘草

【功效】发汗散水，清宣郁热。

【方药分析】方中麻黄辛温，石膏辛凉，两药相配，发越
水气以消肿，兼清解郁热；生姜与麻黄配伍，解表祛风，宣散
水湿；甘草、大枣，一者补中益脾以资汗源，一者防辛温药发
散太过，以致风去湿存。若水湿过盛，可上方再加白术以增强

151

消退水肿的作用。恶风者加附子，以汗多阳伤，附子有温经、复阳、止汗之力。

【适应证】治疗风水：风水恶风，一身悉肿，脉浮不渴，续自汗出，无大热，越婢汤主之。（《金匮要略·水气病》）

防己茯苓汤

【歌括】

四肢聂聂动①无休，皮水情形以此求。

己桂芪三草二两，茯苓六两砥中流。

【仲景方药原文】防己　黄芪　桂枝各三两　茯苓六两　甘草二两

上五味，以水六升，煮取二升，分温三服。

【注释】①聂聂动：聂聂，树叶动貌。多为自觉症状，其动轻微。

【白话解】本条治疗皮水阳郁证。患者出现四肢肿且有"聂聂动"无休止的特点，这是因脾主四肢，脾阳虚而不运化水湿，水气潴留四肢皮下，阳气被水湿之邪郁遏于四肢，卫气欲通不通，正邪相争，故病人自觉肿处有轻微跳动之感。治疗当用防己茯苓汤，通阳化气、分消水湿，方由防己、桂枝、黄芪各三两，甘草二两，茯苓六两组成。

【药物组成】防己　黄芪　桂枝　茯苓　甘草

【功效】益气通阳化气，健脾利水除湿。

【方药分析】方中防己、黄芪走表祛湿，使皮下之水从表而散；桂枝、茯苓通阳化水，使水气从小便而去；同时，桂枝与黄芪相协，又能通阳行痹，鼓舞卫阳；甘草调和诸药。

【适应证】

1. 治疗皮水阳郁

（1）皮水为病，四肢肿，水气在皮肤中，四肢聂聂动者，防己茯苓汤主之。（《金匮要略·水气病》）

（2）木防己汤疗肿患下水气，四肢肿，聂聂动，于本方中加生姜、芍药各二两，白术三两。（《外台秘要》）

（3）治四肢聂聂动，水气在皮肤而上冲者。（《方极》）

（4）本方虽主皮水，而方意近防己黄芪汤，但去术加桂苓者，专行于皮肤也。（《方函口诀》）

2. 治疗太阳腰痛：治太阳腰髀痛，审证借用此方，如鼓之应桴。（王晋之）

甘草麻黄汤

【歌括】

里水①原来自内生，一身面目肿黄②呈。

甘须二两麻黄四，气到因知水自行。

【仲景方药原文】甘草二两　麻黄四两

上二味，以水五升，先煮麻黄，去上沫，纳甘草，煮取三升，温服一升，重覆汗出，不汗，再服。慎风寒。

【注释】①里水：此处指皮水。

②肿黄：即洪肿，形容肿势迅猛。

【白话解】本方治疗皮水轻症。里水即皮水，皮水肿胀者，会一身面目洪肿。这是因脾虚不运，外感风邪，风夹水势泛滥皮肤而成。皮水重症用越婢加术汤治疗；皮水轻症，以外感风湿邪气为重者，甘草麻黄汤治疗。方由甘草二两、麻黄四两组成。此二药上宣肺气，中助脾气，阳气得运，水邪自会行散。

【药物组成】甘草　麻黄

【功效】发表散湿，温化水邪。

【方药分析】湿性黏滞重浊，故用麻黄强力发汗以散水；甘草，缓麻黄峻汗之力，使其微微汗出，风湿俱去，从而水去肿消。

【适应证】

1. 治疗皮水轻症

（1）里水，越婢加术汤主之；甘草麻黄汤亦主之。（《金匮要略·水气病》）

（2）有人患气虚损，久不差，遂成水肿，如此者众，诸皮中浮水，改面目身体，从腰以上肿，皆以此汤发汗，悉愈。（即本方《备急千金要方》）

（3）有人患气促，积久不差，遂成水肿，服之有效，但此药发表，老人虚人不可轻用。（《济生方》）

（4）寒客皮肤，令人肤胀，麻黄甘草汤主之。（《医垒元戎》）

（5）皮水，其脉浮，外证胕肿，按之没指，不恶风，其腹如鼓，不渴，当发其汗，按此证，亦宜甘草麻黄汤。（《类聚方广义》）

2. 腰以上肿：治水肿从腰以上俱肿，以此汤发汗。（《济阴纲目》）

3. 痰饮致喘：治喘急迫，或自汗，或不汗者。（《方极》）

麻黄附子汤

【歌括】

甘草麻黄二两佳，一枚附子固根荄[①]。

少阴得病二三日，里证全无汗岂乖[②]。

【仲景方药原文】麻黄三两　甘草二两　附子一枚（炮）

上三味，以水七升，先煮麻黄，去上沫，纳诸药，煮取二升半，温服八分，日三服。

【注释】①荄（gāi）：根，源。

②乖：逆，不顺，此处引申为失调。

【白话解】该方治疗正水。正水多属少阴虚寒，肾阳不足，水气泛溢。少阴得病二三日，若无肾阳不足之里证，汗液的代谢怎么会失常而致水肿呢？所以虽然水气近表就应因势利导用汗法治之，甘草二两、麻黄三两发其汗。但是治本之法仍要温肾，一枚附子温肾固其根本。

【药物组成】麻黄　甘草　附子

【功效】发汗散湿，温肾助阳。

【方药分析】方中甘草、麻黄缓汗散湿，附子温肾固阳以助根本。诸药合用，标本兼顾，扶正祛邪。

【适应证】

1. 治疗正水：水之为病，其脉沉小，属少阴；浮者为风。无水虚胀者，为气；水，发其汗即已。脉沉者宜麻黄附子汤；浮者宜杏子汤。（《金匮要略·水气病》）

2. 阳虚无脉证：用此方治病人寒热而厥，面色不泽，冒昧，两手忽无脉，或一手无脉之证。（《卫生宝鉴补遗》）

杏子汤

（方缺）。

蒲灰散

（见消渴病）。

黄芪芍药桂枝苦酒汤

【歌括】

　　　　黄汗脉沉出汗黄，水伤心火郁成殃。

　　　　黄芪五两推方主，桂芍均三苦酒①裹。

【仲景方药原文】 黄芪五两　芍药三两　桂枝三两

　　上三味，以苦酒一升，水七升，相和，煮取三升，温服一升；当心烦，服至六七日乃解。若心烦不止者，以苦酒阻故也。

【注释】 ①苦酒：即醋。

【白话解】 本方治疗黄汗。心主血脉，水伤心火，即水湿伤及血脉。因汗出之时，毛孔开张，水湿侵入血脉，水湿郁遏，卫阳被郁，阳郁化热，湿热熏蒸，故汗出色黄。水湿内阻，营血受病，营气运行不畅，故脉呈沉迟之象。方由黄芪芍药桂枝苦酒汤治疗，方由黄芪五两，芍药、桂枝各三两，苦酒组成。

【药物组成】 黄芪　芍药　桂枝　苦酒

【功效】 益气化湿，调和营卫，兼清营热。

【方药分析】 方中黄芪为主药，益气助桂枝通阳化气，黄汗是水湿郁滞于腠理，正邪相争，内不能入脏腑，外不能散于皮外，此时应扶正以祛邪，故以黄芪扶助人体正气。桂枝，配黄芪通阳化湿，配芍药调和营卫，益营和阴。苦酒即醋，酸苦温，能散能敛，《本草纲目》云："能消痈肿，散水气，杀邪毒。"在此用之清营郁热，散水气。

【适应证】 治疗黄汗病

　1. 治黄汗病，身体肿，发热汗出而渴，状如风水，汗沾

衣，色正黄如柏汁，脉自沉，何从得为之？师曰：以汗出入水中浴，水从汗孔入得之，宜芪芍桂酒汤主之。（《金匮要略·水气病》）

2. 治汗如柏汁，肢体肿，发热，汗出而渴。（《张氏医通》）

3. 治身体肿，发热汗出，汗沾衣，色正黄如黄柏汁者。（《方极》）

桂枝加黄芪汤

【歌括】

> 黄汗都由郁热来，历详变态①费心裁。
> 桂枝原剂芪加二，啜粥重温令郁开。

【仲景方药原文】桂枝　芍药　生姜各三两　甘草　黄芪各二两　大枣十二枚

上六味，以水八升，煮取三升，温服一升，须臾饮热稀粥一升余，以助药力，温服取微汗；若不汗，更服。

【注释】①变态：指原文所说黄汗病的不同症状。

【白话解】本方治黄汗偏表证。黄汗症的病机总由郁热在内，不能透达，故而变证多端，如黄汗病湿盛在表，故有"身重"；汗出后症状可随即减轻，湿盛则阳微，或反复汗出，湿虽可去，但长期也必导致阳气日衰，以及阴津渐亏，筋脉失于温养，故可致身体肌肉𥆧动之症；胸中为气海，阳气不足，湿邪上乘，气机不利则胸中疼痛。阳气虚于上，失其固护之能，故可"腰以上必汗出"；下焦湿胜，则腰髋弛痛，如有物在皮中；如湿邪转剧，内伤于脾，则影响饮食；外伤肌肉，则身体疼痛；湿伤于心，则心烦而躁；下焦湿盛，则小便不利，

157

甚至变生水肿。如此种种，可谓变化多端。病机属水湿阻遏，卫阳被郁，湿热熏蒸，用桂枝加黄芪汤治疗。方中用桂枝汤原方加一味黄芪二两，服法也完全按照桂枝汤法，便可微汗而愈。

【药物组成】桂枝　芍药　生姜　甘草　黄芪　大枣

【功效】调和营卫，温中祛湿，益气固表。

【方药分析】方中以桂枝汤调和营卫，解肌表之邪，恐其药力之适，更啜稀粥以助其汗出，使邪从表而散；加黄芪益气固表，托邪外出，且杜绝外邪复入。本方具有调和营卫，益气固表之功。

【适应证】

1. 黄汗水湿阻遏，卫阳被郁者：

（1）（黄汗）身重，汗出已辄轻者，久久必身瞤瞤即胸中痛，又从腰以上必汗出，下无汗，腰髋弛痛，如有物在皮中状，剧者不能食，身疼重，烦躁，小便不利，此为黄汗，桂枝加黄芪汤主之。（《金匮要略·水气病》）

（2）黄汗四肢弛痛，或身疼重，烦躁，小便不利者，或盗汗出者，发热恶风者。（《方机》）

（3）治桂枝汤证，而黄汗若自汗盗汗者。（《方极》）

2. 治风水，脉浮，其人或头汗出，表无他病，但腰以下肿及阴。（《外台秘要》）

桂甘姜枣麻辛附子汤

【歌括】

　　　心下如盘边若杯，辛甘麻二附全枚。

　　　姜桂三两枣十二，气分须从气转回。

【仲景方药原文】桂枝　生姜各三两　甘草　麻黄　细辛各二两　大枣十二枚　附子一枚（炮）

上七味，以水七升，煮麻黄，去上沫，纳诸药，煮取二升，分温三服，当汗出，如虫行皮中，即愈。

【白话解】此方治疗气分病属阳虚阴凝者。《巢氏病源》"夫气分者，由水饮搏于气结聚所成"，即由于阳虚，水饮与气相结，阳虚阴凝，水饮不消，积留于胃中，所致心下坚，大如盘，寒饮凝聚，则有形可征，故扪按病人心下，可见大如盘，中高边低，外硬内软如覆杯状的肿块，边如旋杯。方用桂甘姜枣麻辛附子汤治疗，使阳气振奋，大气运转，寒饮内蠲，表寒外散。方由细辛、甘草、麻黄二两，附子一枚，生姜、桂枝三两，大枣十二枚组成。

【药物组成】桂枝　生姜　甘草　麻黄　细辛　大枣　附子

【功效】温阳散寒，宣饮消结。

【方药分析】方中用桂枝通阳化气；麻黄、细辛、附子温经散寒，温化水饮；甘草、生姜、大枣调中；本病在阳分气分，不在阴分，故去入阴分之芍药。桂枝汤去芍药与麻黄细辛附子汤二者相协，可以通彻表里，使阳气通行，阴凝解散，水饮自消。

【适应证】

1. 治疗气分：气分，心下坚，大如盘，边如旋杯，水饮所作，桂枝去芍药加麻辛附子汤主之。（《金匮要略·水气病》）

2. 治心下有痰饮而阳虚较著者：治恶寒，或身体不仁，或手足逆冷而心下坚者及痰饮之变者。（《方机》）

3. 治肺有痰饮之咳喘：治上冲头痛，发热喘咳，身体疼痛，恶寒甚者。又治老人于秋冬之交，每有痰饮咳嗽胸背腹胁挛痛，而恶寒者。(《类聚方广义》)

4. 治疗有形实邪阻滞之病而气滞明显者：本方为大气一转之处方，治疗结核、乳腺癌、舌癌有良效。(《方函口诀》)

枳术汤

【歌括】

> 心下如盘大又坚，邪之结散验其边。
>
> 术宜二两枳枚七，苦泄专疗水饮愆①。

【仲景方药原文】枳实七枚　白术二两

上二味，以水五升，煮取三升，分温三服，腹中软，即当散也。

【注释】①愆：延误，拖延。

【白话解】此方治疗气分病属脾虚湿停者。患者因脾弱气滞，失于输转，致水气痞结于胃部，故心下坚，如盘如杯，可用枳术汤行气散结，健脾利水。方由枳实七枚，白术二两组成，本方味苦，苦则能泄，专治反复发作病情迁延的水湿为患。

【药物组成】枳实　白术

【功效】健脾燥湿，行气散结。

【方药分析】方中枳实，苦泄行气散结，消除胀满坚硬。白术，健脾燥湿，湿去气散，则坚满自除。方中枳实量倍白术意在以消为主，除心下痞满。二者相配使气行饮化，则心下痞坚得消。

【适应证】

1. 治疗气分病属脾虚湿停者

160

（1）心下坚，大如盘，边如旋盘，水饮所作，枳术汤主之。（《金匮要略·水气病》）

（2）治心下坚满，小便不利者。（《方极》）

（3）治心下痞坚，小便不利者，或心下满痛，小便不利者。（《方机》）

（4）心下盘旋，欲吐不吐，由饮癖停留不散。（《全生指迷方》）

2. 治饮食不消：枳术丸治痞，消食强胃，久服令人不纻也，枳实麸炒黄色去瓤一两，白术一两黄壁土炒，上同为极细末，荷叶裹饭烧熟，捣和丸如梧桐子大，每服五十丸，白汤下无时。（《洁古家珍方》）

3. 治痞：枳术丸治痞、强胃。白术二两、枳实一两。（《济阴纲目》）

附　方

《外台》防己黄芪汤

（见湿病）。

卷 五

黄疸病方

茵陈蒿汤

【歌括】

二两大黄十四栀，茵陈六两早煎宜，

身黄尿短腹微满，解自前阴法最奇。

【仲景方药原文】茵陈蒿六两　栀子十四枚　大黄二两

上三味，以水一斗，先煮茵陈，减六升，纳二味，煮取三升，去滓，分温三服。小便当利，尿如皂角汁状，色正赤，一宿腹减，黄从小便去也。

【白话解】此方治疗黄疸属湿热并重者。谷疸因饮食内伤，脾胃受损，蕴湿生热。临床表现为湿热内蕴，故腹微满；湿热蕴蒸日久不解，势必侵及血分，行于体表而成黄疸，周身发黄；湿热下注，水液代谢不利，故尿短。病机属湿热并重。当清热利湿退黄。方由茵陈蒿六两，栀子十四枚，大黄二两组成。煎药时注意茵陈要先下，使其味厚，降浊以升清，而利于通行小便，以利湿退黄。

【药物组成】茵陈蒿　大黄　栀子

【功效】清热利湿退黄。

【方药分析】方中茵陈苦微寒，清热利湿以退黄；栀子苦寒，清三焦之湿热；大黄量仅为茵陈的三分之一，取其入气入血，既清热泻火以助茵陈、栀子速除湿热，又入血行血以行散瘀热。

【适应证】黄疸属湿热病重者

1. 谷疸之为病，寒热不食，食即头眩，心胸不安，久久发黄，为谷疸，茵陈汤主之。（《金匮要略·黄疸病》）

2. 阳明病，发热、汗出者，此为热越，不能发黄也。但头汗出，身无汗，剂颈而还，小便不利，渴引水浆者，此为瘀热在里，身必发黄，茵陈蒿汤主之。（《伤寒论》236 条）

3. 谷疸者，食毕头眩，心怫郁不安，而发黄，由失饥火食，胃气冲熏所致，治之方，即本方。（《肘后方》）

4. 此方治发黄之圣剂也。世医于黄疸初发，辄用茵陈五苓散，非也。宜先用此方取下，后与茵陈五苓散。（《方函口诀》）

硝石矾石散

【歌括】

> 身黄额黑足如烘，腹胀便溏晡热丛，
>
> 等份矾硝和麦汁，女劳疸病夺天工。

【仲景方药原文】硝石　矾石（烧）等份

上二味，为散，以大麦粥汁和服方寸匕，日三服，病随大小便去，小便正黄，大便正黑，是候也。

【白话解】本方治疗女劳疸变为黑疸者。女劳疸为病，乃房劳过度，肾阴亏虚所致。肾虚故额上黑；阴虚内热故手足中热；本一般黄家应日晡所发热属湿热者多，但反恶寒，这是女劳疸由肾阴虚转为阳虚；其腹胀如水状是因瘀血阻滞，气血不畅所致。大便时溏为阳虚，伴便黑，也为瘀血内结之证。说明本条诸证是女劳疸阴虚及阳，兼有瘀血之候，即女劳疸转变为黑疸。黑疸是黄疸病的变证，说明病情在进展。当此之时，寒热错杂，虚实兼加。宜急则治标，清瘀逐湿。方用硝石矾石散，组成为硝石、矾石等份为散，以大麦粥汁和服。兼有瘀血内阻，证属虚中夹实。

【药物组成】硝石　矾石

【功效】清瘀逐湿。

【方药分析】方中硝石即火硝，《本经》谓"味苦寒"，能消坚散积，入血分消瘀活血以去瘀血，有利水通便作用；矾石，《本经》谓"味酸寒"，入气分而胜湿利水，清热退黄。二药皆为石药，用之伤胃，故方中加大麦粥和服，以护胃气，三药合奏消坚化瘀、祛湿之功。

【适应证】

1. 治疗女劳疸转变为黑疸

（1）黄家日晡所发热，而反恶寒，此为女劳得之。膀胱急，少腹满，身尽黄，额上黑，足下热，因作黑疸。其腹胀如水状，大便必黑，时溏，此女劳之病，非水也，腹满者难治，用硝石矾石散主之。（《金匮要略·黄疸病》）

（2）女劳疸者，身目皆黄，发热恶寒，小腹满急，小便难，由大劳大热，交接再入水所致，治之方（即本方）。（《肘后方》）

2. 治交换劳复，阴卵肿，或缩入腹，腹中绞痛，或便绝。（《肘后方》）

3. 治疗黄胖病：黄胖病腹满有块，胸膈跳动，短气不能起步者。宜此方加铁粉，为丸亦良。(《类聚方广义》)

栀子大黄汤

【歌括】

酒疸懊憹郁热蒸，大黄二两①豉一升，

栀子十四枳枚五，上下分消要顺承。

【仲景方药原文】栀子十四枚 大黄一两 枳实五枚 豉一升

上四味，以水六升，煮取二升，分温三服。

【注释】①大黄二两：据邓珍本《金匮要略》栀子大黄汤，方中大黄为"一两"，宜从。

【白话解】本方治黄疸热重于湿者。酒疸为病，乃饮酒过度，其性湿热，嗜酒伤中，内蕴湿热，郁蒸而发黄。湿热蕴于中焦，内扰于心则懊憹不宁，或心中热痛；方用栀子大黄汤，上清下泄，分走前后，使湿热上下分消而解。方由栀子十四枚，大黄一两，枳实五枚，豆豉一升组成。

【药物组成】栀子 大黄 枳实 豉

【功效】泄热祛湿，开郁除烦。

【方药分析】方中栀子清热除烦而利小便；大黄泻热开郁。大黄与栀子相伍能导热下行，使湿热郁结从二便分消。配枳实破气行结，使浊气下行；豆豉轻清，升散宣郁而止懊憹。诸味相伍，以奏湿热得下，壅郁得开，则酒疸得愈。

【适应证】治黄疸热重于湿：

1. 酒黄疸，心中懊憹或热痛，栀子大黄汤主之。(《金匮要略·黄疸病》)

2. 治伤寒饮酒，食少饮多，痰结发黄，酒疸心中懊憹而

不甚热，或干呕。(《备急千金要方》)

3. 酒疸者，心中懊痛，足胫满，小便黄，饮酒发赤斑黄黑，由大醉当风入水所致，治之方即本方。(《肘后方》)

4. 治黄疸，热甚脉实者。(《医醇賸义》)

桂枝加黄芪汤

(见水气病)。

猪膏发煎

【歌括】

> 诸黄腹鼓大便坚，古有猪膏八两传，
>
> 乱发三枚鸡子大，发消药熟始停煎。

【仲景方药原文】猪膏半斤　乱发如鸡子大三枚

上二味，和膏中煎之，发消药成，分再服。病从小便出。

【白话解】本方治疗黄疸伴大便不通者。"诸黄"之病，乃指各种不同病情的发黄证，经久不愈，湿郁化燥，渐渐导致津枯血燥，内不足以滋养脏腑，导致大肠燥结不通，腹胀、便结。治以补虚润燥，化瘀通便。方用猪膏八两，乱发如鸡子大三枚合煎，待乱发消尽，药液即成。

【药物组成】猪膏　乱发

【功效】补虚润燥，化瘀通便。

【方药分析】方中猪膏即猪油，补虚润燥，滑肠通便；乱发即血余，入油中煎熔，能消瘀活血，利小便。合用具有润燥消瘀，通利二便之效。

【适应证】

1. 治疗黄疸伴大便不通者

（1）诸黄，猪膏发煎主之。（《金匮要略·黄疸病》）

（2）疗黄疸者，一身面目悉黄如橘柚，暴得热，外以冷迫之热因留胃中生黄衣，热熏上所致方。猪脂一斤煎成者，温令热尽服之，日三，燥屎当下，则稍愈止。（《肘后方》）

（3）治黄疸耳目悉黄，食饮不消，胃中胀热，此肠间有燥粪，宜服此方，煎炼猪脂五两，每服抄大半四匙，以葱白汤频服之，以通利为度。（《圣惠方》）

（4）近效疗男子女人黄疸病，医疗不愈，身目皆黄，食饮不消，胃中胀热，生黄衣，在胃有干屎使病尔，方以成煎猪脂一小升，温服，顿尽服之，日三，燥屎下去乃愈。（《外台秘要》）

2. 治疗大便燥结：有服对证药不能效，耳目皆黄，食不消者，是胃中有干粪也。宜饮熬猪脂，量人令禀，或一杯，或半杯，日三次，以燥粪下为度，即愈。（《沈氏尊生》）

茵陈五苓散

【歌括】

疸病传来两解方，茵陈末入五苓尝，

五苓五分专行水，十分茵陈却退黄。

【仲景方药原文】茵陈蒿末十分　　五苓散五分

上二物和，先食饮方寸匕，日三服。

【白话解】此方治疗黄疸病之湿重于热型。湿为阴邪，故其色不如热重者鲜明；湿浊困阻脾胃，纳运失常，升降失司，故见食欲不振，恶心呕吐，便溏等；湿邪不化，兼有热像，故见苔微黄而腻，脉弦滑或濡数。方中茵陈十分，清热利湿退黄，五苓散五分，功专化气行水。

【药物组成】茵陈蒿　五苓散

【功效】利水祛湿，清热除黄。

【方药分析】方中茵陈倍于五苓散，重在分利湿热而退黄；五苓散发汗利小便以除湿。二者相协，利湿之功重于清热，制散剂，药力较缓，用于治疗黄疸之轻证。

【适应证】

1. 治疗黄疸病之湿重于热

（1）治黄疸病，茵陈五苓散主之。（《金匮要略·黄疸病》）

（2）治伤寒温热病感冒后，发为黄疸，小便黑赤，烦渴发热，不得安宁，用生料五苓散一两，加入茵陈半两，车前子一钱，木通、柴胡各一钱半，酒后得证加干葛二钱，灯心五十茎，水一碗，煎八分，连进数服，小便清利为愈。（《证治准绳》）

2. 治疗暑热证

（1）五苓散治伏暑郁发黄，小便不利，烦渴用茵陈煎汤调下。（《三因极一病证方论》）

（2）加减五苓散（五苓去桂加茵陈）治饮食伏暑郁发黄，烦渴，小便不利。（《严氏济生方》）

大黄硝石汤

【歌括】

自汗屎难腹满时，表和里实贵随宜，

硝黄四两柏同数，十五枚栀任指麾。

【仲景方药原文】大黄　黄柏　硝石各四两　栀子十五枚

上四味，以水六升，煮取二升，去滓，内硝，更煮取一升，顿服。

【白话解】本方治疗黄疸湿热壅盛成实者。湿热日久，热盛里实导致腹部胀满，燥屎难解。湿热壅盛，里热成实，迫津外泄则自汗出，小便不利而赤，因是里之实热逼津外出，而不是肌表不固的表证，故说"此为表和里实"。治则当用攻下，通腑泄热，除湿退黄。宜用大黄硝石汤。方有大黄、黄柏、硝石各四两，栀子十五枚，则可药到病除。

【药物组成】大黄　黄柏　硝石　栀子

【功效】通腑泄热，利湿退黄。

【方药分析】方中大黄泄下里热，通腑导滞；硝石泄下消瘀；黄柏、栀子清三焦湿热、利小便；诸味相协，使三焦之邪热从二便而出，为泄下之重剂。

【适应证】

1. 治疗黄疸热盛里实者

（1）黄疸腹满，小便不利而赤，自汗出，此为表和里实，当下之，宜大黄硝石汤。（《金匮要略·黄疸病》）

（2）治黄病腹胀满，小便涩而赤少，于本方中加冬葵子。（《圣惠方》）

（3）治发黄，腹中有结块者。（《方极》）

（4）此方为荡涤瘀热之剂，治疸诸方，无有峻于此者。（《方舆輗》）

（5）治发黄色，腹满，小便不利者，身热心烦，大便不通者。（《方机》）

2. 治疗血淋：此本治黄疸之药，余假以治血淋脉数者，常加甘草，或去芒硝。（《方舆輗》）

169

小半夏汤

（见痰饮）。

小柴胡汤

（见呕吐）。

小建中汤

（见血痹虚劳）。

附　方

瓜蒂散

（见宿食病）。

《千金》麻黄醇酒汤

【歌括】

　　　　黄疸病由郁热成，驱邪解表仗雄兵，

　　　　五升酒煮麻三两，春换水兮去酒烹。

【仲景方药原文】麻黄三两　　酒五升

上一味，以美酒五升，煮取二升半，顿服尽。冬月用酒，春月用水煮之。

【白话解】本方治疗黄疸表实。黄疸病多由湿热郁遏所成，然在桂枝加黄芪汤条文中提到"假令脉浮，当以汗解之"，发黄，邪在表用解表法治疗，本方治疗发黄表实证，除身黄外，尚有恶寒发热，无汗，脉浮紧。宜用发汗解表。用五升白酒煮取三两麻黄，若时值春天生发之季，则改用水煎煮。

【药物组成】麻黄　酒

【功效】发汗解表，去湿退黄。

【方药分析】方中麻黄发汗解表，白酒行血燥湿。冬月用酒，春日防止助热，故用水煮。

【适应证】治黄疸表实：

1.《千金》麻黄醇酒汤：治黄疸。（《金匮要略·黄疸病》）

2. 治伤寒热不解，郁发于表为黄疸，其脉浮紧者，以汗解之。（《三因极一病证方论》）

惊悸吐衄下血胸满瘀血方

桂枝去芍药加蜀漆牡蛎龙骨救逆汤

【歌括】

> 桂枝去芍已名汤，蜀漆还加龙牡藏。
>
> 五牡四龙三两漆，能疗火劫病惊狂。

【仲景方药原文】桂枝三两（去皮）　　甘草二两（炙）　　生姜三两
牡蛎五两（熬）　　龙骨四两　　大枣十二枚　　蜀漆三两（洗去腥）

上为末，以水一斗二升，先煮蜀漆，减二升，纳诸药，煮取三升，去滓，温服一升。

【白话解】本方治疗火劫致惊，心阳虚损，痰浊上蒙，神明不藏者。火劫是指使用熏、熨、烧针等法，强迫发汗，易致损伤心阳，痰浊内停，神气浮越。临床可见心悸、惊狂、卧起不安等症。此方以温通心阳、镇静安神。方由桂枝汤去芍药加牡蛎五两，龙骨四两，蜀漆三两组成。

【药物组成】桂枝　甘草　生姜　牡蛎　龙骨　大枣　蜀漆

【功效】温通心阳，镇惊安神。

【方药分析】方用桂枝去芍药阴柔之品以助心阳，加龙骨、牡蛎固摄重镇安神；蜀漆涤痰驱邪止惊狂。诸药合用有通阳，镇惊，安神之效。

【适应证】

1. 治疗火劫致惊，心阳虚损，痰浊上蒙，神明不藏者：火邪者，桂枝去芍药加蜀漆牡蛎龙骨救逆汤主之。（《金匮要略·惊悸吐衄下血胸满瘀血病》）

2. 治疗顽固失眠：不寐之人，彻底不得瞑目，及五六夜，必发狂，可恐也，当亟服此方。（《方舆輗》）

半夏麻黄丸

【歌括】

　　　　心悸都缘饮气维，夏麻等分蜜丸医。

　　　　一升一降存其意，神化原来不可知。

【仲景方药原文】半夏　麻黄等份

上二味，末之，炼蜜和丸小豆大，饮服三丸，日三服。

【白话解】本方治疗水饮致悸。水饮内停，上凌于心，心阳被遏，故心下悸动。该方半夏、麻黄等份应用，一升一降，蠲饮通阳，降逆定悸。

【药物组成】半夏　麻黄

【功效】宣阳通气，降逆除饮。

【方药分析】方中麻黄宣发太阳之气而泄水，半夏蠲饮而降逆，以达宣通阳气，除饮降逆之功效。但阳气不能过发，停水不易速消，故以丸剂小量服用，缓缓图之。

【适应证】治疗水饮致悸

1. 心下悸者，半夏麻黄丸主之。（《金匮要略·惊悸、吐衄下血胸满瘀血病》）

2. 治寒饮停蓄作悸，脉浮紧者。（《张氏医通》）

柏叶汤

【歌括】

> 吐血频频不肯休，马通升许溯源流。
>
> 干姜三两艾三把，柏叶行阴三两求。

【仲景方药原文】柏叶　干姜各三两　艾三把

上三味，以水五升，取马通汁①一升，合煮取一升，分温再服。

【注释】①马通汁：马粪新绞出的汁，能引血下行。

【白话解】本方治疗虚寒型吐血证。导致此证的原因很多，如吐血不止，气随血耗，阳气渐虚；或中气虚寒，血不归经；或过饮寒凉，损伤阳气，温摄无力，都可导致虚寒吐血，故治疗应选用温中止血、引血归经的柏叶汤。方由马通汁一升，干姜三两，艾叶三把，柏叶三两组成。

【药物组成】柏叶　干姜　艾叶　马通汁

【功效】温中止血。

【方药分析】方中侧柏叶收敛止血，并清降上逆之势；干姜温中散寒，艾叶温经止血，两药相舍可振奋阳气，温阳守中而止血；马通汁性微温，止血并能引血下行，四味合用，共奏温中止血之效。

【使用注意】临床应用此方时，可用童便代替马通汁。艾叶用焦艾，干姜用炮姜，因二药炮制后，由辛温变为苦温，则温而不散，止而不凝，疗效更佳。

【适应证】

1. 治疗虚寒型吐血：吐血不止者，柏叶汤主之。(《金匮要略·惊悸吐衄下血胸满瘀血病》)

2. 治各种出血：

(1) 治咯血干呕，烦热腹痛，脉微无力者，又能止衄血。(《类聚方广义》)

(2) 治吐血内崩，面色如土方，即本方。又治上焦热，膈伤吐血，衄血或下血，连日不止欲死，于本方去柏叶用竹茹，阿胶。(《备急千金要方》)

黄土汤

【歌括】

> 远血①先便血续来，半斤黄土莫徘徊，
>
> 术胶附地芩甘草，三两同行血证该。

【仲景方药原文】甘草　干地黄　白术　附子（炮）阿胶　黄芩各三两　灶中黄土半斤

上七味，以水八升，煮取三升，分温二服。

【注释】①远血：指先大便，后下血。出血部位离肛门和直肠较远。

【白话解】本方治疗虚寒性出血。远血多先大便，后下血，说明出血部位来自直肠以上。本证病因为中焦脾气虚寒，统摄无权致血液下渗。用黄土汤温脾摄血，方有甘草、干地黄、白术、附子、阿胶、黄芩各三两，灶中黄土半斤。

【药物组成】甘草　干地黄　白术　附子　阿胶　黄芩
灶中黄土

【功效】温脾摄血。

【方药分析】方中灶中黄土，又名伏龙肝，有温中涩肠止
血的作用；白术、甘草补中健脾；阿胶、干地黄滋阴养血止
血；炮附子温阳散寒，配黄芩苦寒反佐，防止温燥太过、损伤
阴血。

【适应证】治疗虚寒性出血

1. 下血，先便后血，此远血也，黄土汤主之。（《金匮要
略·惊悸吐衄下血胸满瘀血病》）

2. 治吐血下血，久久不止，心下痞，身热恶寒，面青，
体瘦，脉弱，舌色刷面；或腹痛不利，或微肿者。又治脏毒痔
疮，脓血不止，腹痛濡泻，小便不利；面色萎黄，日渐瘦消，
或微肿者。（《类聚方广义》）

3. 妇人血崩不止，男子下血久久不愈。面萎黄，掌中烦
热，爪甲干色，脉数胸动，或见微肿者，得效。（《用方经
验》）

赤小豆当归散

（见狐惑）。

泻心汤

【歌括】

火热上攻心气伤，清浊二道血洋洋。

大黄二两芩连一，釜下抽薪请细详。

175

【仲景方药原文】大黄二两　黄连一两　黄芩一两

上三味，以水三升，煮取一升，顿服之。

【白话解】泻心汤治疗热盛吐衄。心主血脉，心藏神。火热亢盛，迫血妄行于上，导致吐血、衄血。治以泻火力强的泻心汤，方由大黄二两，黄连、黄芩各一两组成，该方并未用止血药，火降则血止，实是治本之法。

【药物组成】大黄　黄连　黄芩

【功效】清热泻火，凉血止血。

【方药分析】方中大黄清泄血分实热，引火下行，釜底抽薪，且祛瘀生新；黄芩、黄连善清上焦火热，三味均为苦寒之品，能直折其火热，火热去而血自止。如《沈注》所言，此方"统泻三焦实火，俾邪去而血自宁"。

【适应证】

1. 治疗热盛吐衄

（1）心气不足，吐血，衄血，泻心汤主之。（《金匮要略·惊悸吐衄下血胸满瘀血病》）

（2）凡吐血成盘碗者，服大黄黄连泻心汤最效。（《临证指南》）

2. 治温病：治麻疹赤白痢，里急后重，身黄者。（《保赤全书》）

3. 治疗牙龈烂属水火不济者：本方兼治牙龈烂，牙根烂，非胃火也。因肾水不足，大肠膀胱二火横行，而与心火合炽者，须泻心汤加减治之。（《慎斋遗书》）

呕吐哕下利方

吴茱萸汤

【歌括】

升许吴萸三两参，生姜六两救寒侵。

枣投十二中宫主，吐利头痛烦躁寻。

【仲景方药原文】吴茱萸一升　人参三两　生姜六两　大枣十二枚

上四味，以水五升，煮取三升，温服七合，日三服。

【白话解】本方治疗呕吐属肝胃虚寒者。呕吐之病，既可见于实热证，亦可见于虚寒证，本条是属于肝胃虚寒，水饮内停，浊阴不降，故呕吐。不能腐熟水谷故下利。厥阴肝寒气逆故巅顶头痛。阳气被阴邪所抑制不得伸展而烦躁。方药组成有吴茱萸一升，人参三两，生姜六两，大枣十二枚。

【药物组成】吴茱萸　人参　生姜　大枣

【功效】温胃散寒，降逆止呕。

【方药分析】本方有温、补、降之功。吴茱萸辛苦温，温胃暖肝，入肝、胃二经，散寒降逆，是本方主药；生姜辛温，用至六两，既能温散寒气，亦能和胃止呕。二药伍用，使肝胃之寒浊得散，逆气得降。人参甘平，大枣甘温，健脾补虚。故本方有温中散寒，补益中州，降逆之功。

【适应证】治疗肝胃虚寒证

1. 呕而胸满者，茱萸汤主之。(《金匮要略·呕吐哕下利病》)

2. 干呕，吐涎沫，头痛者，茱萸汤主之。(《金匮要略·呕吐哕下利病》)

3. 食谷欲呕，属阳明也，吴茱萸汤主之，得汤反剧者，属上焦也。(《伤寒论》243 条)

4. 治人食毕喷醋，及醋心。(《肘后方》)

5. 治厥阴头痛，或吐痰沫，厥冷，其脉浮缓。(《兰室秘藏》)

6. 治气呕胸满不纳食，呕吐涎沫，头疼。(《三因极一病证方论》)

半夏泻心汤

【歌括】

> 三两姜参炙草芩，一连痞证呕多寻。
>
> 半升半夏枣十二，去滓重煎守古箴。

【仲景方药原文】半夏半升（洗）　黄芩　干姜　人参　甘草（炙）各三两　黄连一两　大枣十二枚

上七味，以水一斗，煮取六升，去滓，再煮，取三升，温服一升，日三服。

【白话解】本方治疗呕吐下利属于脾寒胃热、痰湿内蕴者。脾寒胃热，痰湿内阻，升降失常，故上有呕吐，下有肠鸣甚至下利；中焦痞结，则"心下痞"为其主要特征。其治疗正如《心典》所云"不必治其上下，而但治其中"，故方用半夏泻心汤开结除痞，和胃降逆。方有干姜、人参、炙甘草、黄芩各三两，黄连一两，大枣十二枚。煎服方法宜先煎取六升，然后去滓再浓缩煎取三升。

【药物组成】半夏　黄芩　干姜　人参　炙甘草　黄连

大枣

【功效】辛开苦降，和胃降逆，开痞消结。

【方药分析】方中半夏燥湿化痰，开结降逆，和胃消痞，为方中主药。干姜与芩、连相伍，干姜气味辛散，芩、连气味苦降，合则辛开苦降，宣达结气，以泻心消痞，体现舍性取用的配伍特点。干姜尚能化饮，芩连尚能燥湿。人参、大枣、甘草补益脾胃，复其升降之职。本方辛开苦降，祛湿和胃，共奏消痞散结之功。体现了攻补兼施，寒温并用，辛开苦降的治法。

【适应证】治疗呕吐下利属于脾寒胃热、痰湿内蕴，或心下痞属痰湿阻滞者：

1. 呕而肠鸣，心下痞者，半夏泻心汤主之。（《金匮要略·呕吐哕下利病》）

2. 伤寒五六日，呕而发热者，柴胡汤证具，而以他药下之，柴胡证仍在者，复与柴胡汤，此虽已下之，不为逆，必蒸蒸而振，却发热汗出而解。若下痞而硬痛者，此为结胸也，大陷胸汤主之。但满而不痛者，此为痞，柴胡不中与之，宜半夏泻心汤。（《伤寒论》149 条）

3. 治老小下利，水谷不化，肠中雷鸣，心下痞满，干呕不安。（《备急千金要方》）

4. 痢疾腹痛，呕而心下痞硬，或便脓血者，及饮食汤药下腹部每辘辘有声而转泄者。癥瘕、积聚，痛浸心胸，心下痞硬，恶心，呕吐，肠鸣，下利者。（《类聚方广义》）

5. 治心实热，心下痞满，身黄发热，干呕不安，溺溲不利，水吞不消，欲吐不出，烦闷喘息。（《三因极一病证方论》）

黄芩加半夏生姜汤

【歌括】

枣枚十二守成箴，二两芍甘三两芩，

利用本方呕加味，姜三夏取半升斟。

【仲景方药原文】黄芩　生姜各三两　甘草（炙）　芍药各二两　半夏半升　大枣十二枚

上六味，以水一斗，煮取三升，去滓，温服一升，日再夜一服。

【白话解】本方治疗热利兼呕。干呕与下利并见，但主证是下利，兼证是干呕。《伤寒论》172条"太阳与少阳和病，自下利者，与黄芩汤，苦呕者，黄芩加半夏生姜汤主之"，由此可知，病变部位主要是在肠而不是在胃，干呕是热利中的一个伴发症状。临床有腹痛，利下热臭或垢积等见症。方由黄芩、生姜各三两，甘草、芍药各二两，半夏半升，大枣十二枚。

【药物组成】黄芩　生姜　甘草　芍药　半夏　大枣

【功效】清热止利，兼降逆止呕。

【方药分析】本方以黄芩汤清热止利为主，辅以半夏、生姜和胃降逆。

【适应证】

1. 治疗热利兼呕

（1）干呕而利者，黄芩加半夏生姜汤主之。（《金匮要略·呕吐哕下利病》）

（2）凡下利、头痛、胁满、口干，或寒热胁痛，不时呕吐，其脉浮大而弦者，皆治之；亦治胆府发哕，呕者水如胆

180

汁。（薛立斋）

2. 治疗温病吐、泻、咳嗽等

（1）治体虚伏热之霍乱。（王孟英）

（2）治伏气发温，内夹痰饮，痞满咳嗽。（《张氏医通》）

小半夏汤

（见痰饮）。

猪苓散

【歌括】

呕余思水与之佳，过与须防饮气乖。

猪术茯苓等分捣，饮调寸匕自和谐。

【仲景方药原文】猪苓　获苓　白术各等份

上三味，杵为散，饮服方寸匕，日三服。

【白话解】本方为停饮致呕的病后调治方。因胃中停饮所致呕吐，呕后欲饮水，这是饮去阳复之征，故先呕后渴为饮邪欲解，此时可给水，但应遵守《伤寒论》第71条所说呕后渴的给水原则，即"少少与饮之，令胃气和则愈"。若未遵循"少少与饮之"的原则，而是尽量让患者饮大量的水，则会因其胃阳尚未完全恢复，不能正常地消化饮水，势必导致旧饮刚去或尚未完全消除而新饮复生的局面，故此时可用猪苓散，健脾利水以消水饮。方有猪苓、获苓、白术等份，研细为末，每次服方寸匕。

【药物组成】猪苓　获苓　白术

【功效】健脾利水。

【方药分析】方中猪苓、茯苓淡渗利水，白术健脾以运湿。

181

配制散剂,是取"散者散也"之意。使水饮得散,水行则气化得行,呕吐自除。津液得升,则思水自解。

【适应证】

1. 治疗水饮轻症

(1)呕吐而病在膈上,后思水者解,急与之。思水者,猪苓散主之。(《金匮要略·呕吐哕下利病》)

(2)治泻而心下悸,小便不利者。(《方极》)

2. 治疗痰饮咳嗽:治呕而膈上寒。(《备急千金要方》)

3. 治疗水饮阻隔致精神疾患:时气病,若得病无热,但狂言烦躁不安,精神言语与人不相当者,勿以火迫,但以猪苓散一方寸匕以上,饮之,以一升若升半水,可至二升益佳,当以新汲井水强令饮之;以指刺喉中吐之,随手愈。(《外台秘要》)

4. 治疗黄疸病及狐惑病,并猪苓散主之。(《本草图经》)

四逆汤

【歌括】

> 生附一枚两半姜,草须二两少阴方。
>
> 建功姜附如良将,将将^①从容藉草匡。

【仲景方药原文】附子一枚(生用)　干姜一两半　甘草二两(炙)

上三味,以水三升,煮取一升二合,去滓,分温再服。强人可大附子一枚,干姜三两。

【注释】①将将:前一"将"作动词,协调、调和之义,指甘草的作用。后一"将"作名词,指上句"良将",即干姜、附子。

【白话解】本方治疗阴盛格阳所致的呕吐。呕吐而证见脉弱，小便自利，身微热而四肢冷，病属阴盛格阳。阴寒上逆，阳气虚弱，故呕而脉弱；阴盛于下，肾气不固，故小便自利；阴格阳于外，故身微热而四肢冷。此为阴盛阳微之危重证，大有阳气欲脱之势，故治用四逆汤回阳救逆。方有生附子一枚，干姜一两半，上两味是治病之主药；炙甘草二两，缓上二药之峻。三药均为草药但回阳救逆的作用不可小视。

【药物组成】附子　干姜　炙甘草

【功效】回阳救逆。

【方药分析】以大辛大热之生附子为君，入心、脾、肾经，温壮元阳，破散阴寒，回阳救逆。生用则能迅达内外以温阳逐寒。臣以辛热之干姜，入心、脾、肺经，温中散寒，助阳通脉。附子与干姜二者相须为用，相得益彰，温里之力大增。炙甘草此处作用有三：一则益气补中，使全方温补结合，以治虚寒之本；二则甘缓姜、附峻烈之性，使其破阴回阳而无暴散之虞；三则调和药性，并使药力作用持久，是为佐药而兼使药之用。

【使用注意】附子宜炮用，生用有毒，附子用量宜从小渐大，逐渐加量。此方乃回阳救急之方，若长期久服，应适当配伍，以免辛热激起下焦相火。

【适应证】

1. 治疗阴盛格阳见呕吐下利者

（1）呕而脉弱，小便复利，身有微热，见厥者，难治，四逆汤主之。（《金匮要略·呕吐哕下利病》）

（2）病人面青腹满，他人按之不满，此属阴证，切不可攻，攻之必死，宜四逆汤温之。（《伤寒临证》）

2. 治疗太阴病寒湿困脾：四逆汤治太阴汗利不渴，阴证

脉沉身痛，方：附子三钱，甘草、干姜各一钱半，姜八分，煎服。(《医宗必读》)

3. 各种寒湿新久病症：世医所谓中寒中湿及伤寒阴证、霍乱等诸证，厥冷恶寒，下利腹痛者，皆可用四逆场，又虽一年二年下利清谷不止，亦可用。(《古方便览》)

小柴胡汤

(见《长沙方歌括》)。

大半夏汤

【歌括】

　　　　从来胃反责冲乘①，半夏二升蜜一升。

　　　　三两人参劳水②煮，纳冲养液有奇能。

【仲景方药原文】 半夏二升(洗完用)　人参三两　白蜜一升

上三味，以水一斗二升，和蜜扬之二百四十遍，煮取升半，温服一升，余分再服。

【注释】 ①冲乘：胃反病常被认为因脾胃虚寒或胃气虚弱，导致宿谷不化，乘虚停留胃中，导致胃失和降，逆而上冲，故称冲乘。

②劳水：陈修园注："水扬二百四十遍劳水，又甘澜水。"具有和脾胃不助湿邪的作用。

【白话解】 大半夏汤治疗虚寒胃反症。胃反病常责之于脾胃虚寒，冲气上逆。病人有朝食暮吐，暮食朝吐，吐出宿谷清冷不化等见证，故称胃反呕吐。用大半夏汤主治。方由半夏二升，蜂蜜一升，人参三两组成，用劳水煎煮。本方有和胃降逆，润燥补虚的作用。

【药物组成】 半夏　人参　白蜜

【功效】降逆止呕，养阴和胃。

【方药分析】方中重用半夏，功专降逆开痞而止呕吐，为主药。人参、白蜜益气和中，润燥缓急。白蜜与半夏合用又可减缓半夏的燥烈之性，而增强其和胃降逆止呕的作用。和白蜜扬之二百四十遍，使甘味散入水中，水与蜜合为一体，以润大肠而通腑气，腑气通而胃气降，胃气降而水谷得以转输，饮食正化，病可望愈。

【适应证】

1. 治疗虚寒呕吐

（1）胃反呕吐者，大半夏汤主之。（《金匮要略·呕吐哕下利病》）

（2）治胃反不受食，食已即呕吐方，于本方加白术一升，生姜二两。（《备急千金要方》）

2. 治疗胃中有痰饮

（1）治反胃支饮，即本方，水用泉水。（《外台秘要》）

（2）治心气不行，郁生痰涎，聚结不散，心下痞硬，肠中沥沥有声。（《三因极一病证方论》）

3. 治霍乱逆满，心下痞塞。（《圣济总录》）

4. 治膈间痰饮。（《肘后附方》）

大黄甘草汤

【歌括】

> 食方未久吐相随，两热①冲来自不支。
>
> 四两大黄二两草，上从下取法神奇。

【仲景方药原文】大黄四两　甘草一两

上二味，以水三升，煮取一升，分温再服。

【注释】①两热：本胃有积热，又加热食入胃，故曰两热。

【白话解】本方治疗胃热呕吐。食物入胃顷刻即吐出，多是由于胃肠实热积滞，又加热食入胃，两热相合，火热上迫于胃的证候。即《素问·至真要大论》所说"诸逆冲上，皆属于火"，故用大黄甘草汤主治。方由大黄四两，甘草一两组成。使胃热随腑通而泄下，胃气得降，则呕吐即愈。

【药物组成】大黄　甘草

【功效】清泻胃热。

【方药分析】大黄功能清热泻火；甘草缓大黄直走肠腑之力而和胃止呕，生用有泻火、解毒的作用。

【适应证】

1. 治疗胃热呕吐

（1）食已即吐者，大黄甘草汤主之。（《金匮要略·呕吐哕下利病》）

（2）治人胃反不受食，食毕辄出。（《肘后方》）

（3）疗胃反吐水及口吐食。（《外台秘要》）

2. 主脾气实，其人口中淡甘。卧愦愦，痛无常处。（《千金翼方》）

3. 治水黄状，面目青，狂言妄语，声不出者。（《圣济总录》）

4. 治大便秘闭急迫者。（《方极》）

茯苓泽泻汤

【歌括】

> 吐方未已渴频加，苓八生姜四两夸。
>
> 二两桂甘三两术，泽须四两后煎嘉。

【仲景方药原文】茯苓半斤　泽泻　生姜各四两　甘草　桂

枝各二两　白术三两

上六味，以水一斗，煮取三升，纳泽泻，再煮取二升半，温服八合，日三服。

【白话解】本方治疗饮阻气滞呕渴并见。本方所治为胃有停饮重症，胃有停饮，失其和降，则上逆而吐；饮停不化，津不上承，故口渴欲饮。由于水饮上泛，故呕吐频作，因渴复饮，更助饮邪。如此，愈吐愈饮，愈饮愈渴，致成呕吐不止的现象，故以茯苓泽泻汤治之。方由茯苓半斤，泽泻、生姜各四两，甘草、桂枝各二两，白术三两组成。

【药物组成】茯苓　泽泻　生姜　甘草　桂枝　白术

【功效】通阳利水以化饮，和胃降逆以止呕。

【方药分析】方中桂枝、甘草通阳化气；茯苓、泽泻、白术，淡渗利水，健脾除湿；生姜温散水饮，和胃降逆。使气化水行，胃气得降，呕渴即止。

【适应证】

1. 治疗饮阻气滞呕渴并见

（1）胃反，吐而渴欲饮水者，茯苓泽泻汤主之。（《金匮要略·呕吐哕下利病》）

（2）治消渴胃反，而吐食者，加小麦三升。（《备急千金要方》）

（3）主胃反吐而渴者。（《千金翼方》）

（4）治心下悸，小便不利，上冲及呕吐，渴欲饮水者。（《方极》）

（5）治蓄水之吐，纳泽泻再煮，似先煮五味，后煮泽泻。（《兰台轨范》）

2. 治霍乱吐利后，烦渴欲饮水。（《三因极一病证方论》）

文蛤汤

【歌括】

　　　　吐而贪饮证宜详，文蛤石膏五两量。

　　　　十二枣枚杏五十，麻甘三两等生姜。

【仲景方药原文】文蛤_{五两}　麻黄　甘草　生姜_{各三两}　石膏_{五两}　杏仁_{五十枚}　大枣_{十二枚}

上七味，以水六升，煮取二升，温服一升，汗出即愈。

【白话解】本方治疗吐后贪饮。吐后渴饮水属吐则伤阴，故欲饮水以救燥；若吐而贪饮，结合组方，为上焦水热互结，热则消水而贪饮，多饮必致水湿内积。故治用文蛤汤发散水邪，清热止渴。方有文蛤、石膏各五两，麻黄、甘草、生姜各三两，杏仁五十个，大枣十二枚，诸证可愈。

【药物组成】文蛤　麻黄　甘草　生姜　石膏　杏仁　大枣

【功效】清热止渴，宣散水湿。

【方药分析】方中用文蛤咸寒清热、生津止渴；麻黄配石膏发越水气，兼清热于内；麻黄配杏仁宣降肺气，通调水道；生姜、大枣调营卫、和中，诸药合用，使邪透出于表，热清于里，津复而愈。

【适应证】

1. 治疗吐后余邪未尽：吐后，渴欲得水而贪饮者，文蛤汤主之。兼主微风，脉紧，头痛。（《金匮要略·呕吐哕下利病》）

2. 治疗烦喘而喘咳急者。（《方极》）

半夏干姜散

【歌括】

吐而干呕沫涎多，胃腑虚寒气不和。

姜夏等磨浆水煮，数方相类颇分科。

【仲景方药原文】半夏　干姜各等份

上二味，杵为散，取方寸匕，浆水一升半，煎取七合，顿服之。

【白话解】本方治疗中阳不足、寒饮内盛的呕逆。干呕、吐逆、吐涎沫，在病机上都属于中阳不足、寒饮内盛、胃气上逆所致。治用半夏干姜散，温中散寒，降逆止呕。方以半夏、干姜等份，研粉，浆水煮，顿服。该方与小半夏汤、生姜半夏汤等止呕方相类似，须区别应用。

【药物组成】半夏　干姜

【功效】温化寒饮，降胃止呕。

【方药分析】方中半夏散饮降逆止呕，干姜温中散寒，二药相合又有温化水饮之功。方后强调顿服，是使其药力宏厚而收效更捷。

【适应证】

1. 治疗中阳不足、寒饮内盛的呕逆：干呕，吐逆，吐涎沫者，半夏干姜散主之。(《金匮要略·呕吐哕下利病》)

2. 治悬雍暴肿：

(1) 治悬雍垂下，暴肿食方。(《千金翼方》)

(2) 治悬雍壅热，卒暴肿大。半夏干姜洗去滑，等份，为细末，以少许着舌上，咽津。(《三因极一病证方论》)

生姜半夏汤

【歌括】

> 呕哕都非喘又非，彻心愦愦①莫从违。
>
> 一升姜汁半升夏，分煮同煎妙入微。

【仲景方药原文】 半夏半升　生姜汁一升

上二味，以水三升，煮半夏，取二升，纳生姜汁，煮取一升半，小冷，分四服，日三夜一服。止，停后服。

【注释】 ①愦愦：心中烦乱不安的意思。

【白话解】 本方治疗寒饮搏结胸中诸症。本条病症的特点是胸中似喘不喘，似呕不呕，似哕不哕，心胸相彻愦愦然无可奈何。这是因为寒饮搏结胸中，气机升降出入受阻，影响到肺胃，凌迫于心，故有诸多症状。寒饮郁于胸，气机逆乱，升降失常，又因非肺之本脏自病而喘，故"似喘不喘"；非胃腑自病，只有欲呕之势，故"似呕不呕""似哕不哕"。胸阳不足，又被寒饮所阻，欲伸展而不得伸展，心中烦乱不安，不可名状，治当辛温化饮，开郁散结。方由半夏半升、生姜汁一升组成。煎法注意先煎半夏，和生姜汁后再煎，以不使姜汁药力有所损失。

【药物组成】 半夏　生姜汁

【功效】 散寒逐饮，宣通胸阳。

【方药分析】 生姜汁，重用达一升，辛温发散，散寒通阳，以舒展胸阳。尤在泾说，生姜用汁，则降逆之力少而散结之力多。半夏用半升，降逆化饮。（小半夏汤一升，半夏干姜散中是二升。）

【使用注意】 服法中方后强调"小冷"后服用，属热药冷饮的反佐法，即《内经》所谓"治寒以热，凉而行之"的服药方法。又方后注明："分四服"，是小量多饮服用，这与半夏干姜的"顿服之"恰成对照，其目的在于使药力缓缓发挥作用，以免药力过猛刺激过大，而致呕吐，临床上凡剧吐均宜采用少量频服的方法。

【适应证】

1. 治疗寒饮搏结胸中症：病人胸中似喘不喘，似呕不呕，似哕不哕，彻心中愦愦然无奈者，生姜半夏汤主之。（《金匮要略·呕吐哕下利病》）

2. 治风痰上攻，头旋眼花，痰壅作嗽，面目浮肿。（《扁鹊心书》）

3. 治胎惊涎盛不乳，以本方为丸。（《幼幼新书》）

4. 治风湿脚气，痰壅头痛。（《圣济总录》）

5. 见诸病痰饮卒迫，咽喉闭塞不得息，汤药不下咽者，非此方则不能开通，当先以此方解其急，而后从宜处方；又治哕逆。（《类聚方义》）

橘皮汤

【歌括】

> 哕而干呕厥相随，气逆于胸阻四肢。
>
> 初病气虚一服验，生姜八两四陈皮。

【仲景方药原文】橘皮四两　生姜半斤

上二味，以水七升，煮取三升，温服一升，下咽即愈。

【白话解】本方治疗干呕、哕属胃寒气逆者。干呕与呃逆既可同时并见，亦可单独出现。就病机而言，总是由胃气上逆所致；就病因而言，则有寒热虚实的不同。辨证的关键为手足厥冷，手足厥冷是寒气闭阻于胃，中阳不运所致。本条的"手足厥冷"只是轻度的暂时性的、无畏寒怕冷的现象，这是因中阳不得伸展所致，同阴盛阳衰的四肢厥逆有虚实轻重的不同。故治疗用橘皮汤通阳和胃。方由橘皮四两，生姜半斤组成。

【药物组成】橘皮　生姜

【功效】温中祛寒，降逆止呕。

【方药分析】方中橘皮辛散温通，化痰理气和胃，痰去而阳气得以宣通；生姜散寒降逆，温运中焦阳气；合而用之，使阳通寒去，胃气和降，则干呕、哕与厥冷自愈。因病轻易治，故方后云"下咽即愈"。

【适应证】

1. 干呕、哕属胃寒气逆者

（1）干呕，哕，若手足厥者，橘皮汤主之。（《金匮要略·呕吐哕下利病》）

（2）治卒呕哕又厥逆方。（《肘后方》）

（3）治男女伤寒，并一切杂病吐哕，手足厥冷者。（《本草纲目》）

2. 治胸中痹，呕哕者。（《方极》）

橘皮竹茹汤

【歌括】

哕逆因虚热气乘，一参五草八姜胜。

枣枚三十二斤橘，生竹青皮刮二升。

【仲景方药原文】橘皮二升　竹茹二升　大枣三十个　生姜半斤　甘草五两　人参一两

上六味，以水一斗，煮取三升，温服一升，日三服。

【白话解】该方用于治疗胃虚有热的呃逆。胃中虚热，气逆上冲，其证可有虚烦不安，少气，口干，手足心热，脉虚数等见症。方用橘皮竹茹汤补虚清热，和胃降逆。方由橘皮二升，竹茹二升，大枣三十枚，生姜半斤，甘草五两，人参一两组成。

【药物组成】橘皮　竹茹　大枣　生姜　甘草　人参

【功效】补虚而清虚热，畅达气机而和胃降逆。

【方药分析】方中橘皮、生姜理气健胃，和中止呕；竹茹清虚热、和胃止呃逆；人参、大枣、甘草培补后天以补虚。诸药合用，补疏相配，寒热并用，奠中安土，和胃降逆，则哕逆自平。

【适应证】

1. 治疗胃虚有热的呃逆

（1）哕逆者，橘皮竹茹汤主之。（《金匮要略·呕吐哕下利病》）

（2）治吐利后，胃虚膈热，哕逆。亦治久病虚羸，呃逆不止。（《医林纂要》）

2. 治动气在下，不可发汗，发之反无汗，心中大烦，骨节疼痛，目运，恶寒，食则反呕，谷不得入，宜服用橘皮汤。即本方。（《活人书》）

3. 治中暑痰逆恶寒。（《活人事证方后集》）

4. 治咳逆呕哕，胃中虚冷，每一哕八九声相连，收气不回，至于惊人者。（《三因极一病证方论》）

桂枝汤

（见妇人妊娠病）。

大承气汤

（见痉病）。

小承气汤

【歌括】

　　　朴二枳三四两黄，小承微结好商量，

　　　长沙下法分轻重，妙在同煎切勿忘。

【仲景方药原文】大黄四两　厚朴二两（炙）　枳实大者三枚（炙）

上三味，以水四升，煮取一升二合，去滓，分温二服。得利则止。

【白话解】小承气汤与大承气汤相对命名。张仲景制承气汤是为了攻下热结，大承气汤泻下之力猛，小承气汤泻下之力缓，分别体现了缓下和急下的治法。热结极重者用大承气汤，热结轻微者用小承气汤。方由大黄四两，厚朴二两，枳实三两组成。小承气汤与大承气汤煎法也有区别，即本方中大黄与它药同煎，这一点不要忘记。

【药物组成】大黄　厚朴　枳实

【功效】泻热通便，消滞除满。

【方药分析】小承气汤由大黄、厚朴、枳实三味药组成，大黄为方中主药，泻热通便；重点是配伍，枳实、厚朴行气导滞，助大黄通便荡实。合而用之，既能消痞除满又使胃肠气机通降下行，以助泄下通便。本方与调胃承气汤对比，行气通便力大，清泻胃热之力逊。

【适应证】

1. 治疗阳明腑实

（1）下利谵语者，有燥屎也，小承气汤主之。（《金匮要略·呕吐哕下利病》）

（2）阳明病，其人多汗，以津液外出，胃中燥，大便必硬，硬则谵语，小承气汤主之。（《伤寒论》213 条）

（3）太阳病，谵语发潮热，脉滑而疾者，小承气汤主之。（《伤寒论》214 条）

（4）阳明病，潮热，大便微硬者，可与大承气汤，不硬者，不可与之。若不大便六七日，恐有燥屎，欲知之法，少与小承气汤，汤入腹中，转矢气者，此有燥屎也，乃可攻之。若不转矢气者，此但初头硬后必溏，不可攻之。攻之必胀满不能食也。欲饮水者，与水则哕。其后发热者，必大便复硬而少也，以小承气汤和之。（《伤寒论》209 条）

（5）阳明病，脉迟，虽汗出不恶寒者，其身必重，短气，腹满而喘，有潮热者，此外欲解，可攻里也，手足濈然汗出者，此大便已硬也，大承气汤主之。若汗多，微发热恶寒者，外未解也，其热不潮，未可与承气汤。若腹大满不通者，可与小承气汤，微和胃气，勿令至大泄下。（《伤寒论》208 条）

（6）得病二三日，脉弱，无太阳柴胡证，烦躁，心下硬。至四五日，虽能食，以小承气汤，少少与，微和之，令小安。至六日，与承气汤一升。（《伤寒论》251 条）

（7）痞、实、满可服，腹中无转矢。（《此事难知》）

（8）有人病伤寒八九日，身热无汗，时时谵语，时因下利，大便不通三日矣，非烦非躁，非寒非痛，终夜不得卧，但心中无晓会处，或时发一声，如叹息之状，医者不晓是何证。予诊之曰：此懊憹怫郁，二证俱作也，胃中有燥屎，宜小承气

195

汤，下燥屎二十余枚，得利而解。(《普济本事方》)

2. 治疗暑热炽盛：顺气散（即本方）治中热，胃反能食，小便赤黄，微利至大欲食为效，不可多利。(《保命集》)

3. 治实热下利：治痢初发，精气甚盛，腹痛难忍，或腹闷，里急后重，数至圊而不能通，窘迫甚者。(《入门良方》)

4. 阴竭便秘：少阴病手足厥冷，大便秘，小便赤，脉沉而滑者。(《伤寒绪论》)

5. 治痘，饮凉伤食，腹痛甚者。(《小青囊》)

桃花汤

【歌括】

一升粳米①一斤脂，脂半磨研法亦奇。

一两干姜同煮服，少阴脓血是良规。

【仲景方药原文】赤石脂一斤（一半剉、一半筛末）   干姜一两   粳米一升

上三味，以水七升，煮米令熟，去滓，服七合，纳赤石脂末方寸匕，日三服；若一服愈，余勿服。

【注释】①一斤粳米：据邓珍本《金匮要略》，为"粳米一升"，宜从。

【白话解】该方治疗少阴虚寒下利便脓血。少阴经脉络小肠，少阴阳气虚衰，寒邪郁滞小肠，小肠络脉受伤，或阳气久衰气不摄血，故下利便脓血。因是脾肾阳虚，失于固摄，故本证下利，多滑脱不禁。又因是虚寒下利，故脓血利必腥而不臭，白多红少，甚则纯下白冻，且伴腹痛绵绵，喜暖喜按，舌淡苔白，脉沉弱等脉症。方用桃花汤温阳止利。方由赤石脂一斤，干姜一两，粳米一升组成。本方赤石脂煎服法奇特，一半

入煎，一半为末冲服。

【**药物组成**】赤石脂　干姜　粳米

【**功效**】温阳止利。

【**方药分析**】方中赤石脂一半入煎，取其温涩之气，从整体求治；一半为末冲服，取其黏附肠中，加强收敛涩肠之效，从局部求治；整体局部并举，取效尤速，可谓药治之巧。干姜守而不走，温中焦散里寒；粳米益气调中，补久利之虚。本方是治疗阳气虚衰，大肠滑脱不禁而纯虚无邪、下利便脓血的基础方。

【**使用注意**】煎服法中，赤石脂一半入煎，一半为末冲服。

【**适应证**】

1. 治疗少阴虚寒下利便脓血

（1）下利便脓血者，桃花汤主之。（《金匮要略·呕吐哕下利病》）

（2）天行毒病，若下脓血不止者。（《肘后方》）

（3）崔氏疗伤寒后赤白滞下无度。（《外台秘要》）

（4）治冷痢腹痛，下白冻如鱼脑，赤石脂煅，干姜炮，等份为末，蒸饼和丸，量大小服，日三服。（《太平惠民和剂局方》）

（5）治脓血痢久不止者，便脓血，痛在小腹者。（《方舆輗》）

（6）示吉曰：毛方来忽患真寒证，腹痛自汗，四肢厥冷，诸医束手，予用回阳汤救急而痊。吴石虹：证虽暂愈，后必下脓血，则危矣。数日后，果下利如鱼脑，全无臭气，投参、附不应。忽思三物桃花汤，为丸与之，三四服愈。（《续名医类案》）

2. 治小儿疳泻，赤石脂末米饮调服半钱，立瘥。(《斗门方》)

白头翁汤

【歌括】

> 三两黄连柏与秦，白头二两妙通神。
>
> 病缘热利时思水，下重①难通此药珍。

【仲景方药原文】 白头翁二两　黄连　黄柏　秦皮各三两

上四味，以水七升，煮取二升，去滓，温服一升；不愈，更服。

【注释】 ①下重：里急后重。

【白话解】 本方治疗湿热下利、里急后重之证。热利即指湿热下利，本证之痢下脓血，当鲜紫相杂，腐臭较著，滞下不爽。下重指里急后重，腹痛剧烈，肛门灼痛下坠。全身症状有发热、口渴、舌质红苔黄腻、脉数等症。其病由湿热阻滞，肠腑传导失司，通降不利，气血壅滞，肠道脂膜血络俱受损伤所致。方由白头翁汤。方有白头翁二两，黄连、黄柏、秦皮各三两组成。

【药物组成】 白头翁　黄连　黄柏　秦皮

【功效】 清热解毒，燥湿止利，凉血清肝。

【方药分析】 方中白头翁、秦皮均入肝经，入血分，二药相伍，清热凉血，解毒止痢；黄连、黄柏，清热燥湿，坚阴止痢。诸药合用，使湿热去，热毒解，气机调达，后重自除，热利可愈。

【适应证】

1. 治疗湿热下痢

（1）热利下重者，白头翁汤主之。（《金匮要略·呕吐哕下利病》）

（2）下利欲饮水者，以有热故也，白头翁汤主之。（《伤寒论》）

（3）治热痢滞下下血，连月不差。（《三因极一病证方论》）

（4）热利下重，即后世所谓痢疾也。此方用于痢之热炽而渴甚者，白头翁以解痢热著。（《方舆輗》）

（5）热利下重，渴欲饮水，心悸腹痛者，此方之主治也。（《类聚方广义》）

（6）米右，高年七十有八。而体气壮实、热利下重，两脉大，苔黄，夜不安寐，宜白头翁汤为主方。白头翁、秦皮、黄柏、生军(后下)、桃仁泥各三钱，川连五分，枳实一钱，芒硝二钱(另冲)。（《经方实验录》）

（7）内人，夹热自利，脐下必热，大便赤白色，及下肠间津液垢腻，名曰利肠，宜白头翁汤。（《证治要诀》）

（8）陈氏，温邪不解，发热自利，神识有时不清，此邪伏厥阴。治宜白头翁、黄连、黄芩、秦皮、黄柏、生芍药。（《临证指南医案》）

2. 又治眼目郁热赤肿，疼痛，风泪不止者，又为洗煎剂也效。（《类聚方广义》）

栀子豉汤

【歌括】

山栀香豉治何为，烦恼难眠胸窒①宜，

十四枚栀四合豉，先栀后豉法煎奇。

【仲景方药原文】栀子十四枚　香豉四合（绵裹）

上二味，以水四升，先煮栀子，得二升半，纳豉，煮取一升半，去滓，分二服，温进一服，得吐则止。

【注释】①胸窒：窒，塞也。指胸中有痞闷堵塞感。

【白话解】本方治疗虚烦证。本证之烦乃由余邪郁于胸膈，扰及心神所致。病无实邪结聚，心下按之濡软不坚，乃无形邪热内扰，故仲景谓之"虚"烦；热扰心神还当有难眠；热郁胸中，气机不畅，故胸闷窒塞。治以栀子豉汤，方由栀子十四枚，香豆豉四合组成。煎法当注意先煮栀子，后纳豆豉。

【药物组成】栀子　香豉

【功效】透邪泄热，解郁除烦。

【方药分析】方中栀子苦寒，清热除烦，善于下行；豆豉辛凉，气味轻浮，长于宣透。二药一升一降，一清一宣，上下分消，热祛烦止，为治郁热心烦之良方。

【适应证】

1. 治疗虚烦证

（1）下利后更烦，按之心下濡者，为虚烦也，栀子豉汤主之。（《金匮要略·呕吐哕下利病》）

（2）发汗吐下后，虚烦不得眠，若剧者，必反复颠倒，心中懊恼，栀子豉汤主之。（《伤寒论》76条）

（3）发汗若下之，而烦热，胸中窒者，栀子豉汤主之。（《伤寒论》77条）

（4）伤寒五六日，大下之后，身热不去，心中结痛者，未欲解也，栀子豉汤主之。（《伤寒论》78条）

（5）阳明病，脉浮而紧，咽燥，口苦，腹满而喘，发热汗出，不恶寒反恶热，身重。若发汗则躁，心愦愦，反谵语。

若加温针，必怵惕，烦躁不得眠。若下之，则胃中空虚，客气动膈，心中懊恼，舌上胎者，栀子豉汤主之。(《伤寒论》221条)

(6) 阳明病，下之，其外有热，手足温，不结胸，心中懊恼，饥不能食，但头汗出者，栀子豉汤主之。(《伤寒论》228条)

(7) 治小儿蓄热在中，身热狂躁，昏迷不食，大栀子仁七个，槌破，豆豉半两，用水三盏，煎至二盏，看多少服之，无时，或吐或不吐，立效。(《小儿药证直诀》)

(8) 卒然发呃者。周风岐曰：卒然发呃不止，用栀子豉汤一剂即安，如呃而兼呕者，加生姜立效。(《伤寒论类方汇参》)

(9) 懊恼烦心，反复颠倒不得眠者，烦热怫郁于内而气不直通也，或胸满结痛，或烦、微汗出、虚烦者，栀子豉汤主之。(《伤寒标本心法类萃》)

(10) 此阳明半表里涌泄之和剂也。少阳之半表是寒，半里是热，而阳明之热自内达外，有热无寒，故其外症身热汗出，不恶寒反恶热，身重，或目痛、鼻干、不得眠；其内症咽燥、口苦、烦躁，渴欲饮水，心中懊恼，腹满而喘。此热半在表半在里也。脉虽浮紧，不得为太阳病，非汗剂所宜。又病在胸腹而未入胃府，则不当下，法当涌泄以散其邪。(《伤寒论翼》)

(11) 主治热病或发汗，或吐，或与下剂，已下之后，胸中空虚，心神不宁，烦而不眠，严重时，辗转反侧无所依，咽喉堵塞者，或胸痛，或胃痛者，或手足温，胸中苦，腹空不能食者。(《古方药囊》)

2. 治霍乱

（1）霍乱吐下后心腹胀满。（《补辑肘后方》）

（2）王孟英谓此方治身热霍乱，兼解暑证，误服桂附而致殆者。又云为宣解秽恶毒气之圣药。（《伤寒论类方汇参》）

3. 治蛤蟆黄，舌上起青筋，昼夜不眠。（《圣济总录》）

4. 水痘烦躁者。东垣云：火入于心则烦，水入于肾则躁，皆心火为之。盖火旺则金燥水亏，故心肾合而为烦躁也，宜栀子豉汤。（《伤寒论类方汇参》）

5. 《临证指南医案》用此方加减化裁者凡三十七案，从这些病案分析，既用于外感病如风温、暑湿、秋燥等，又用于杂病如眩晕、脘痞、心痛等；气分郁热固然用之，嗽血、吐血证亦间用之；上中焦病用之，下焦病亦间用之，甚至邪热弥漫上中下三焦亦用之。这就大大扩充了该方的运用范围。将三十七案予以归纳，叶氏运用该方的经验如下。风温入肺，肺气愤郁：加入杏仁、栝楼皮、郁金等。暑湿内侵，肺胃不合：参用杏仁、郁金、半夏、陈皮、黄芩。秋燥咳嗽：加桑叶、杏仁、沙参、贝母等。少阳阳明痰火眩晕：佐羚羊角、连翘、广皮白、半夏曲等。胃热遗肺：加杏仁、栝楼皮、郁金、石膏等。木火犯胃，纳谷哽噎：加郁金、黄连、半夏、生姜、丹皮、竹茹等。肺胃痰热，脘痞不饥：加杏仁、栝楼皮、郁金、桃仁、降香等。吐伤胃津，噫气下泄气：加入橘红、半夏、竹茹、石斛。肠痹大便不通：加栝楼皮、杏仁、郁金、枇杷叶、紫菀、枳壳、蔻仁。热邪内郁，胃中不和：加半夏、枳实、广皮白、杏仁、桔梗等。湿热散布三焦：加杏仁、枇杷叶、滑石、薏仁、通草、茯苓皮等。积劳再感，湿热发黄：加连翘、赤小豆、通草、花粉，并煎送保和丸。嗽血、吐血：加杏仁、桔

梗、栝楼皮、郁金、苏子、降香等。肝郁胃痛：加杏仁、栝楼皮、郁金、竹茹、半夏曲等。(《伤寒论求是》)

通脉四逆汤

【歌括】

一枚生附草姜三，招纳亡阳此指南。

外热里寒面赤厥，脉微通脉法中探。

【仲景方药原文】附子大者一枚（生用）　干姜三两（强人可四两）　甘草二两（炙）

上三味，以水三升，煮取一升二合，去滓，分温再服。

【白话解】本方治疗阴盛格阳诸症。手足厥逆，为少阴阳衰，失于温煦；脉微欲绝，比之少阴提纲之脉微细更为严重；少阴病，下利清谷，为肾阳衰微，水谷不化。以上三症，反映了少阴阳气大衰，阴寒内盛之病机。此时更见面色赤，为虚阳上浮，面红为红而娇嫩，游移不定，且必伴有其他里寒之证候，即所谓"里寒外热"。是阴寒盛于内，虚阳格于外，阴阳有离决之势，较之四逆汤更重一层，非四逆汤所胜任，故治以通脉四逆汤以回阳救逆。方由附子大者一枚（生用），干姜三两（强人可四两），炙甘草二两组成。

【药物组成】生附子　干姜　炙甘草

【功效】回阳救逆，温里止利。

【方药分析】本方即四逆汤加大附子、干姜剂量而成。附子用大者一枚，干姜由一两半增至三两，如此则扶阳力大、消阴功显。因其具破阴回阳、救逆通脉之功，故名通脉四逆汤。

【适应证】治疗阴盛格阳诸症。

（1）下利清谷，里寒外热，汗出而厥者，通脉四逆汤主

203

之。(《金匮要略·呕吐哕下利病》)

（2）少阴病，下利清谷，里寒外热，手足厥逆，脉微欲绝，身反不恶寒，其人面色赤，或腹痛，或干呕，或咽痛，或利止脉不出者，通脉四逆汤主之。(《伤寒论》317 条)

（3）凡初病便无热恶寒，四肢厥冷，头痛面青，身如被杖，小腹绞痛，囊缩，口吐涎沫，或下利，小便清白，脉沉迟微弱（寻之似有，按之全无），此厥阴本经受寒之真阴证也，在经在脏，俱用通脉四逆汤治之。(《伤寒摘锦》)

（4）治四逆汤证而吐利厥冷甚者。(《方极》)

（5）吐利汗出，发热恶寒，四肢厥冷，脉微欲绝，或腹痛，或干呕，或咽痛者，通脉四逆汤主之。(《方机》)

（6）一妇人患发热，胸中闭塞，骨节烦疼，一医作停食，投小沉香煎一服，大便利，下三十余行，随致困笃，热烦愈甚，不通人事，又更医诊见烦热，投四苓饮，亦不效，病危急，又来招诊视。得两寸口脉沉微而伏，外证唇口歪斜，足趾微冷，面色赤而烦热，神昏不食，即与夺命散，至夜半，胸间得少汗，药虽前效，人犹未苏，复诊其脉如故，江谓此证始初感寒，合和解，而反用丸药，下之太过，遂成阴证似阳，投以通脉四逆汤加人参，四服热渐退，脉稍起，再作四逆加葱白汤八服，人始平复，调理半月愈。(《名医类案》)

紫参汤

【歌括】

利而肺痛是何伤，浊气上干责胃肠。

八两紫参三两草，通因通用细推详。

【仲景方药原文】紫参半斤　甘草三两

上二味，以水五升，先煮紫参，取二升，纳甘草，煮取一升半，分温三服。

【白话解】本方治疗下利而肺痛属实邪阻滞者。下利而肺痛的原因，是病在胃肠实邪阻滞，上干于肺所致。黄元御言，肺与大肠为表里，肠陷而利做，则肺逆而痛生。病本在肠，实邪阻滞，胃肠浊气不降而下利，大肠以通为用，故用通因通用之法。紫参汤主之。方由紫参半斤，甘草三两组成。

【药物组成】紫参　甘草

【功效】清热解毒，通肠止利。

【方药分析】方中紫参味苦凉微寒，《本经》言其利小便、通大便。以此荡涤实邪，前后分消。甘草，甘缓紫参药力之峻，和中。二味相伍，共奏祛邪止痛之功。

【适应证】治疗下利而肺痛属实邪阻滞：下利肺痛者，紫参汤主之。（《金匮要略·呕吐哕下利病》）

诃黎勒散

【歌括】

> 诃黎勒散涩肠便，气利还须固后天。
>
> 十个诃黎煨研末，调和米饮不须煎。

【仲景方药原文】诃黎勒十枚（煨）

上一味，为散，粥饮和。顿服。

【白话解】本方治疗虚寒型气利。由于久泄久利伤及脾胃，中气虚寒，气陷不举，气虚失固，而至滑脱不止下利。在下利的同时兼有矢气，故称为"气利"。本方涩肠固脱治其标，病势缓和后还须扶正治其本。方用十枚诃黎勒煨熟后研为散，用热米汤冲服。不必煎煮即可。

【药物组成】诃黎勒　米粥

【功效】急则治标，涩肠止泻。

【方药分析】诃黎勒（诃子），研末冲服，具有涩肠固脱作用。米粥以调补中气而厚肠胃。

【适应证】

1. 治虚寒性肠滑气利：气利，诃黎勒散主之。(《金匮要略·呕吐哕下利病》)

2. 治一切风气痰冷，霍乱食不消。取诃黎勒三颗，捣取皮，和酒顿服，三五度则差。(《外台秘要》)

3. 治气满闭塞，不能食喘息方。(《外台秘要》)

4. 治暴嗽诃黎勒含化方：诃黎勒生去核一枚，右一味，拍破含之咽津，次煎槟榔汤一盏投之。(《圣济总录》)

附　方

《千金翼》小承气汤

(见本卷)。

《外台》黄芩汤

【歌括】

干呕利分责二阳[①]，参芩三两等干姜。

桂枝一两半升夏，枣十二枚转运良。

【仲景方药原文】黄芩　人参　干姜各三两　桂枝一两　大枣十二枚　半夏半升

上六味，以水七升，煮取三升，温分三服。

【注释】①二阳：指太阳少阳合病。

【白话解】本方治疗太阳少阳合病之干呕下利。太阳所主之肤表发热，同时少阳的胆火又内郁，故称太少合病。少阳郁火，内迫阳明，犯胃则干呕；下迫大肠而下利。又少阳主枢，疏泄不及，胃失和降则呕；疏泄太过，内迫大肠则泻。故本病之治，太阳少阳兼顾，解表与和解枢机并治。治用黄芩汤，方由黄芩、人参、干姜各三两，桂枝一两，大枣十二枚，半夏八两组成。

【药物组成】黄芩　人参　干姜　桂枝　大枣　半夏

【功效】太少两解

【方药分析】方中桂枝解表，黄芩清肠止利，半夏降逆止呕，人参、干姜、大枣补益正气，助枢机运转。诸约合用，达太少两解之效。

【适应证】治疗太阳少阳合病之干呕下利：

1.《外台》黄芩汤治干呕下利。(《金匮要略·呕吐哕下利病》)

2. 治干呕下利，心下痞硬者；痢疾，心下痞而呕，不能食者。(《方机》)

3. 治久痢疝痢、干呕不止者。(《类聚方广义》)

4. 此方位于黄芩汤、桂枝人参汤之间，用于上热下寒之下痢有效，且黄芩汤主腹痛；此方主干呕；桂枝人参汤主腹痛不呕，有表热而属于虚寒者；盖此方类半夏泻心汤，治下痢之效最捷。(《方函口诀》)

疮痈肠痈浸淫病方

薏苡附子败酱散

【歌括】

> 气血凝痈阻外肤，腹皮虽急按之濡。
>
> 附宜二分苡仁十，败酱还须五分驱。

【仲景方药原文】薏苡仁十分　附子二分　败酱五分

上三味，杵为末，取方寸匕，以水二升，煎减半，顿服。小便当下。

【白话解】本方治疗肠痈脓已成而未溃之证。肠痈之病，气血凝滞，血败肉腐而成痈脓。营血久郁，不能外荣肌肤，故身体肌肤甲错；腹皮急即腹部肌肉紧张，特别是病变局部的腹肌紧张，并可略高出腹平面，如肿胀一般，但按之则濡软，无质地较硬的包块，这是肠痈的特征。肠痈虽成，但阳气已显不足，故成而未溃。以薏苡附子败酱散，消痈解毒，通阳散结。方由薏苡仁十分，附子仅用二分，败酱草五分组成。

【药物组成】薏苡仁　附子　败酱

【功效】排脓消痈，通阳散结。

【方药分析】方中重用苡仁消痈排脓，开壅利肠胃。败酱草清热解毒，消瘀排脓。附子轻用，其作用不是温阳散寒，而微微通阳以散结，振奋阳气，以促进痈肿脓液的消散。

【适应证】

1. 疗肠痈脓已成而未溃

（1）肠痈之为病，其身甲错，腹皮急，按之濡，如肿状，

腹无积聚，身无热，脉数，此为腹内有痈脓，薏苡附子败酱散主之。(《金匮要略·疮痈肠痈浸淫病》)

（2）本方加生姜治肠痈皮肉状如蛇皮甲错。(《太平圣惠方》)

2. 治遍身疮疖如癞风，肌肤不仁，不知痛痒者。(《用方经验》)

大黄牡丹汤

【歌括】

> 肿居少腹大肠痈，黄四牡丹一两从。
>
> 瓜子半升桃五十，芒硝三合泄肠脓。

【仲景方药原文】大黄四两　牡丹一两　桃仁五十个　瓜子半升　芒硝三合

上五味，以水六升，煮取一升，去滓，纳芒硝，再煎沸，顿服之，有脓当下，如无脓，当下血。

【白话解】本方治疗肠痈脓未成者。肠痈是由于热毒内聚营血，瘀结肠中，气血不通，故少腹肿痞，按之疼痛，但小便正常，说明病在大肠。这时由于邪正交争剧烈，营血郁热，故发热明显。本阶段属热伏于里，营血未腐，脓尚未成。此时方用大黄牡丹汤，解毒排脓、荡热消痈、攻下瘀血。方由大黄四两，牡丹一两，桃仁五十个，芒硝三合。

【药物组成】大黄　牡丹　桃仁　瓜子　芒硝

【功效】解毒排脓，荡热消痈，逐瘀攻下。

【方药分析】方中大黄攻下脓浊瘀血；芒硝软化其肿；丹皮、桃仁凉血化瘀，祛瘀生新；瓜子（瓜蒌子、冬瓜仁、甜瓜子均可）排脓散痈。五味相合，以解毒荡热，逐瘀消痈。

【适应证】

1. 治疗痈脓未成：

（1）肠痈者，少腹肿痞，按之即痛，如淋，小便自调，时时发热，自汗出，复恶寒。其脉迟紧者，脓未成，可下之，当有血。脉洪数者，脓已成，不可下也。大黄牡丹汤主之。（《金匮要略·疮痈肠痈浸淫病》）

（2）治诸痈疽、疔毒、下疳、便毒、淋疾、痔疾、脏毒、瘰疬、流注、陈久疥癣、结毒、瘘疮、无名恶疮、脓血不尽、腹中凝闭，或有块，二便不利者。（《类聚方广义》）

（3）肠痈下血，腹中疞痛，其始发热恶寒，欲验其证，心、小腹满痛，小便淋涩，反侧不便，即为肠痈之确候，无论已成未成，俱用大黄牡丹汤加犀角急服之。（《张氏医通》）

（4）赤茯苓散，本方加赤茯苓，治肠痈小腹牵张，按之痛，小便小利，时有汗出，恶寒，脉迟未成脓。（《太平圣惠方》）

2. 治产后血晕，闷绝狼狈，若口噤，则撬开灌之必有效。欲产先煎下，以备缓急。（《产育宝庆方》）

王不留行散

【歌括】

> 金疮诹①采不留行，桑蒴②同行十分明。
>
> 芩朴芍姜均二分，三椒十八草相成。

【仲景方药原文】王不留行十分（八月八日采）　蒴藋细叶十分（七月七日采）　桑东南根十分（白皮，三月三日采）　甘草十八分　川椒三分（除目及闭口者，去汗）　黄芩　干姜　芍药　厚朴各二分

上九味，桑根皮以上三味烧灰存性，勿令灰过，各别杵

210

筛，合治之为散，服方寸匕。小疮即粉之，大疮但服之，产后亦可服。如风寒，桑东根勿取之。前三物，皆阴干百日。

【注释】①诹（zōu）：选取，商议之意。

②蒴（shuò）：即蒴藋，又名陆英。

【白话解】本方治疗金疮。金疮是因金刃利器所伤的外伤性疾病。出于经脉肌肤断伤后，营卫气血不能正常循行，故治疗时必须通调气血，使营卫通行无阻，以利经脉，疗伤续筋，方用王不留行散。方由王不留行、桑东南根白皮、蒴藋细叶各十分，黄芩、干姜、厚朴、芍药各二分，川椒三分，甘草十八分组成。

【药物组成】王不留行　蒴藋细叶　桑东南根白皮　甘草　川椒　黄芩　干姜　芍药　厚朴

【功效】调行气血，通利经脉，续筋疗伤。

【方药分析】方中王不留行主金疮，止血通经络；蒴藋细叶，《长沙药解》谓之"味酸微凉，入足厥阴肝经，行血通经，消瘀化凝"；桑东南根白皮，补和金创，续绝通脉。二味均阴干烧灰存性，取其色黑可以止血；芍药入血分行瘀血止痛；黄芩清热；川椒、干姜温通血脉，以利血行；厚朴行气燥湿，以防气滞而脓疮淫；甘草解毒生肌，调和诸药，缓急止痛；诸药相合，共奏行气血、通经脉、续筋伤之效。小创可粉剂外敷，大创可内服，产后也可服用。

【适应证】治金疮病，王不留行散主之。（《金匮要略·疮痈肠痈浸淫病》）

排脓散

【歌括】

> 排脓散药本灵台，枳实为君十六枚。
>
> 六分芍兮桔二分，鸡黄一个简而该[①]。

【仲景方药原文】枳实十六枚　芍药六分　桔梗二分

上三味，杵为散，取鸡子黄一枚，以药散与鸡黄相等，揉和令相得，饮和服之，日一服。

【注释】①该：同"赅"，完备之意。以下同。

【白话解】本方治疗痈脓已成。排脓散在本篇中附于王不留行散之后，意在补充金疮的治法和方药。若金疮未成脓时，用王不留行散主治；若金疮已经感染成脓，则用排脓散主治。排脓散来源于《金匮》，其组成简洁：枳实为君药，用十六枚，芍药六分，桔梗二分，鸡子黄一个。

【药物组成】枳实　芍药　桔梗　鸡子黄

【功效】排脓化毒。

【方药分析】方中重用枳实作为君药，取其苦寒，理气破滞之力；桔梗开提肺气，二药主气分之滞，有排脓，挞疮疡之效；芍药入血分，通血脉；鸡子黄滋阴。四药相合，共奏化毒、排脓的功效。

【适应证】治疗痈脓已成。

1. 治内痈，脓从便出。（《张氏医通》）

2. 治疮家胸腹拘满；若吐黏痰，或便脓血者。（《方极》）

3. 治疮痈而欲脓溃者。（《方机》）

排脓汤

【歌括】

　　　　排脓汤与散悬殊，一两生姜二草俱。

　　　　大枣十枚桔三两，通行营卫是良图。

【仲景方药原文】甘草二两　桔梗三两　生姜一两　大枣十枚

上四味，以水三升，煮取一升，温服五合，日再服。

【白话解】排脓汤与排脓散无论组成还有功用上都有所不同，两方附于王不留行散之后，均未详论主治，以方测证，此二方属于排脓解毒的基本方剂，无论内痈外痈都可应用。排脓散有破血排脓，消肿止痛之功，可侧重用于下部痈脓病；排脓汤以苦辛甘同用，排脓解毒，调中和营卫为特点，可侧重用于上部痈脓病。方中有三两桔梗、二两甘草、十枚大枣、一两生姜。

【药物组成】桔梗　甘草　生姜　大枣

【功效】解毒排脓，调和营卫。

【方药分析】排脓汤由桔梗汤加生姜、大枣而成。其中甘草清热泄火解毒；桔梗开宣肺气，祛痰排脓；生姜、大枣调和营卫。适用于疮疡脓成初期。

【适应证】

1. 治疗痈脓已成：治内痈，脓从呕出。（《张氏医通》）

2. 治疗肺痈

（1）治血脓及黏痰急迫者。（《方极》）

（2）肿痰急迫为主，吐浊唾脓为客时，用桔梗汤；吐浊唾脓为主，肿痛急迫为客时，宜用排脓汤。（《皇汉医学》）

黄连粉

【歌括】

浸淫疮药末黄连，从口流肢顺自然。

若起四肢流入口，半生常苦毒牵缠。

【仲景方药原文】原文未见方。

【白话解】本方治疗浸淫疮。浸淫疮是由于湿热火毒为患的一种皮肤病，其流布浸淫力极强。魏荔彤曰："如果浸淫疮从口流向四肢者，热开而湿散也，可以清其热除其湿而治之。如先起四肢，渐上头面及于口里，是热湿邪相混，上甚之极，热无能开而结，湿无能散而聚耳，所以决其不可治也"。治以清热泻火，燥湿解毒，外治为主，黄连粉主治。

【药物组成】黄连

【功效】清热燥湿，解毒疗疮。

【方药分析】黄连入心经，寒可以清热解毒，苦可以燥湿。湿热毒邪去，则浸淫疮可愈。

【适应证】

1. 治疗浸淫疮：浸淫疮，黄连粉主之。（《金匮要略·疮痈肠痈浸淫病》）

2. 治疗痔疮

（1）鸡冠痔疾，黄连粉敷之，加赤小豆尤良。（《斗门方》）

（2）痔疮脱肛，冷水调黄连末涂之良。（《经验良方》）

3. 小儿鼻䘌，鼻下两道赤色有疮，以米泔水洗净，用黄连末敷之。日三四次。又小儿月蚀生于耳后，黄连末敷之。（《子母秘录》）

4. 小儿赤眼，水调黄连末贴足心甚妙。（《全幼心鉴》）

5. 治口舌生疮，黄连煎酒，时含呷之。（《肘后方》）

6. 治妊娠子烦，口干不得卧，黄连末，每服一钱，粥饮下，或酒蒸黄连丸，亦妙。（《妇人良方》）

7. 牙痛恶热，黄连末掺之立止。（《李楼奇方》）

卷 六

跌蹶手指臂肿转筋阴狐疝蛔虫方

藜芦甘草汤

【歌括】

> 体瞤①臂肿主藜芦，痫痹风痰俱可驱，
>
> 芦性升提草甘缓，症详跌蹶②遍寻无。

【仲景方药原文】原文未见方。

【注释】①体瞤（rún）：肌肉瞤动。

②跌蹶：跌同"跗"，即足背。蹶，僵直。跌蹶即足背僵直，不便行动的病证。

【白话解】本方治疗手臂部关节肿胀伴有震颤、肌肉瞤动之证。前人有"风胜则动""湿盛则肿"之论。可知本证为风痰阻于经络所致。藜芦性升提而催吐，善于吐风痰，治疗风痰阻络，或蒙蔽清窍之痫、痹、跌蹶诸症。故用藜芦甘草汤涌吐导痰，则风痰诸证均可愈。方中有藜芦、甘草。

【药物组成】藜芦　甘草

【功效】涌吐导痰。

【方药分析】藜芦性升提而催吐，可涌吐胸膈间风痰；甘草缓药性之急，又能和胃。涌吐邪去，则诸症自愈。

【适应证】

1. 治疗手指臂肿动：治病人常以手指臂肿动，此人身体瞤瞤者，藜芦甘草汤主之。（《金匮要略·趺蹶手指臂肿转筋阴狐疝蛔虫病》）

2. 治疗风痫：一妇病风痫，从六七岁因惊风得之。其自历三二年间一二作，至五七年，五七作。逮三十余岁至四十岁日作，或一日十余作。以至昏痴健忘，求死而已。会兴定岁大饥，遂采百草而食，于水濑采一种草，草状若葱属，泡蒸而食之，食讫，向五更觉心中不安，吐涎如胶，连日不止，约一二斗，汗出如洗，初昏困，后二日轻健非囊之比，病去食进，百脉皆和，省其所食，不知何物。访问诸人，乃憨葱苗也。憨葱苗者，《本草》所谓藜芦苗是也。《图经》云：藜芦苗吐风病，此亦偶得吐法耳。（《儒门事亲·卷二》）

3. 治疗中风昏迷：我朝荆和王妃刘氏，年七十，病中不省人事，牙关紧闭，群医束手。先考太医吏目月池翁诊视，药不能入。自午至子，不获已，打去一齿，浓煎藜芦汤灌之，少顷，噫气一声，遂吐痰而苏，调理而安。（《本草纲目·卷十七》）

鸡屎白散

【歌括】

> 转筋①入腹脉微弦，肝气凌脾岂偶然。
>
> 木畜为鸡其屎土，研来同类妙周旋。

【仲景方药原文】鸡屎白

上一味为散，取方寸匕，以水六合，和，温服。

216

【注释】①转筋：俗称抽筋，是一种筋脉挛急，牵掣作痛的病证，多见于小腿腓肠肌，甚则牵连腹部拘急。

【白话解】本方治疗转筋属湿浊化热伤阴证。转筋是一种四肢筋脉拘挛作痛的病证。其病在筋，所以转筋病发，病人臂脚强直，脉强直而弦。转筋的部位一般多见于下肢，由于足厥阴肝经循阴股，抵少腹，故转筋之甚者，病邪可循经入腹，出现筋脉挛急经大腿内侧牵引小腹作痛。本病责之于肝气乘脾，鸡属木畜，其屎属土，故鸡屎白研末为散，可扶土荣木治疗转筋。

【药物组成】鸡屎白

【功效】祛湿除热，下气消积。

【方药分析】鸡屎白性寒下气，《本经》谓之"主消渴，伤寒，寒热"，李时珍《本草纲目》论鸡屎白"下气，通利大小便，治心腹鼓胀，消癥瘕"。故可通利二便，利水泄热，祛风解毒，达木舒筋。

【适应证】

1. 治疗转筋属湿浊化热伤阴者：转筋之为病，其人臂脚直，脉上下行，微弦。转筋入腹者，鸡屎白散主之。（《金匮要略·趺蹶手指臂肿转筋阴狐疝蛔虫病》）

2. 食诸菜中毒发狂，烦闷，吐下欲死方。取鸡屎烧末，取方寸匕。不解更服。若身体角弓反张，四肢不遂，烦乱欲死者，清酒五升，鸡屎白一升，捣筛合和，扬之千遍，乃饮之。大人服一升，日三，少小五合差。（《肘后方》）

3. 治头面风：鸡屎白烧灰，以绵囊置痛齿上，咬咋之，或鸡屎白以醋渍者，稍稍含之，治头面风，口齿疼痛不可忍。（《备急千金要方》）

217

4. 鸡屎末服方寸匕，治乳及痛肿，须臾三服愈。（《经效产宝》）

5. 治小儿血淋：鸡屎尖白如粉者，炒研，糊丸绿豆大。每服三五丸，酒下四五丸。治小儿血淋。（《本草纲目》）

蜘蛛散

【歌括】

> 阴狐疝气久难医，大小攸偏上下时。
>
> 熬杵蜘蛛十四个，桂枝半两恰相宜。

【仲景方药原文】蜘蛛十四枚（熬焦）　桂枝半两

上二味，为散，取八分一匕，饮和服，日再服，蜜丸亦可。

【白话解】本方治疗阴狐疝气。阴狐疝气简称狐疝，是疝气的一种。发病时阴囊偏左或偏右，大小不同，时上时下，如狐之出没不定，故而得名。《灵枢·经脉》云："足厥阴肝经之脉……循股阴，入毛中，过阴器，抵少腹……肝所生病者……狐疝"。本病多因寒湿之气凝结于足厥阴肝经所致，治以辛温通利之法。方用蜘蛛散，用蜘蛛十四枚、桂枝半两干炒研末冲服。

【药物组成】蜘蛛　桂枝

【功效】温阳散寒、通经破结。

【方药分析】蜘蛛破结通经消肿，善治狐疝偏坠。配桂枝辛温，温经活血，通阳散寒，入厥阴肝经以散寒邪。唯蜘蛛有毒，要慎用。

【适应证】

1. 治疗阴狐疝气属寒湿者：阴狐疝气者，偏有小大，时

时上下，蜘蛛散主之。（《金匮要略·跌蹶手指臂肿转筋阴狐疝蛔虫病》）

2. 治疗诸毒

（1）治小儿大腹丁奚，三年不能行。又主蛇毒温疟、霍乱与呕逆。（《千金翼方》）

（2）治疔毒，蜘蛛去头，和乌糖捣烂敷患处。和酸饭粒及食盐捣贴亦可。（《泉州本草》）

（3）治恶疮。蜘蛛晒干，研末，入轻粉，麻油调涂。（《仁斋直指方》）

3. 治瘰疬：无问有头无头，大蜘蛛五枚，晒干，细研，以酥调和面脂，每日两度贴之。（《圣惠方》）

甘草粉蜜汤

【歌括】

蛔虫心痛吐涎多，毒药频攻痛不瘥，

一粉二甘四两蜜，煮分先后取融和。

【仲景方药原文】甘草二两　粉一两　蜜四两

上三味，以水三升，先煮甘草，取二升，去滓，纳粉蜜，搅令和，煎如薄粥，温服一升，差即止。

【白话解】本方治疗蛔虫病腹痛剧烈者。蛔虫病临床可见口吐清涎，心腹疼痛，蛔虫动则痛加剧，静则痛止，故发作有时。当用一般的杀虫药未取得疗效时，则不应再用，而改为甘平安胃的甘草粉蜜丸治之，以取"甘以缓之"之意，缓和痛势。用量为甘草二两，米粉一两，蜜四两，煎煮时要有先后次序：先煮甘草，然后去滓取汁纳入另二味药同煮。

【药物组成】甘草　粉　蜜

【功效】安蛔缓痛。

【方药分析】方中甘草、蜜缓急止痛，本方中的粉，未见有详细记载。历代注家有两种不同看法：一种认为是"铅粉"。条文中"毒药不止"，系指使用一般性杀虫药不能制止，故用峻烈的铅粉。但铅粉毒性剧烈，不宜多服，故方后注"差即止"。另一种认为是"米粉"。因为已经用过毒药而不愈，故不应再用，虽然方中三味均非杀虫药，但可以安蛔缓痛，和胃扶正，待病势缓和后，再用杀蛔剂。两种理解可供参考。

【适应证】

1. 治疗蛔虫病腹痛者

（1）蛔虫之为病，令人吐涎，心痛发作有时，毒药不止者，甘草粉蜜汤主之。（《金匮要略·趺蹶手指臂肿转筋阴狐疝蛔虫病》）

（2）不但治蛔虫，亦用于不吐涎而心腹痛甚者，故投乌梅丸、鹧鸪菜汤等剂。反激痛者，此方弛之，腹痛必止。凡治虫积痛，嫌苦味药，强与则呕哕者，宜此方。（《方函口诀》）

2. 解鸩毒，及一切毒药不止，烦懑方，即本方。粉，用粱米粉。（《备急千金要方》）

乌梅丸

【歌括】

六两柏参桂附辛，黄连十六厥阴遵。

归椒四两梅三百，十两干姜记要真。

【仲景方药原文】乌梅三百枚　细辛六两　干姜十两　黄连一斤　当归四两　附子六两（炮）　川椒四两（去汗）　桂枝六两　人

参六两　黄柏六两

上十味，异捣筛，合治之，以苦酒渍乌梅一宿，去核，蒸之五升米下，饭熟，捣成泥，和药令相得，纳臼中，与蜜杵二千下，丸如梧子大。先食饮服十丸。日三服，稍加至二十丸。禁生冷滑臭等食。

【白话解】本方治疗蛔厥病属脏腑虚弱、寒热错杂者。蛔厥病乃由于病人脏腑寒热错杂，以致蛔虫窜动，上扰胸膈，蛔动则痛作，静则痛止；气机被扰，逆乱不续，剧烈腹痛，烦扰不宁，甚至四肢厥冷。胃失和降，则呕吐，甚则吐蛔。治宜寒温并用，安蛔止痛。方用乌梅丸，组成有黄柏、人参、桂枝、附子、细辛各六两，黄连一斤，当归、川椒各四两，乌梅三百个，干姜十两。

【药物组成】乌梅　细辛　干姜　黄连　当归　附子　川椒　桂枝　人参　黄柏

【功效】温养脏腑，安蛔止痛。

【方药分析】本方针对上热下寒的病机，以及蛔虫得酸则静、得苦则下、得辛则伏的特性而组方。药分四部分：第一，重用乌梅，且用苦酒浸泡，以酸制蛔，为方中主药。第二，川椒、桂枝、干姜、附子、细辛，既可辛以制蛔，又可兼温下寒。第三，黄连、黄柏，既可苦以驱蛔，又可兼清上热。第四，当归、人参、白蜜、米粉，用以调补气血。如此清上热、祛下寒、调气血、安蛔虫，厥逆自然得愈。本方后世奉为治蛔虫之祖方。

【适应证】

1. 治疗蛔厥病属脏腑虚弱、寒热错杂者

（1）蛔厥者，当吐蛔，今病者静而复时烦，此为脏寒，蛔上入膈，故烦。须臾复止，得食而呕，又烦者，蛔闻食臭出，其人当自吐蛔。蛔厥者，乌梅丸主之。（《金匮要略·趺蹶手指臂肿转筋阴狐疝蛔虫病》）

（2）脏寒，蛔虫动作，上入膈中，烦闷呕吐，时发时止，得食即呕，常自吐蛔，谓之蛔厥。（《太平惠民和剂局方》）

（3）治胃麻发咳，咳甚而呕，呕甚则蛔出。（《医方集解》）

2. 治疗久利

（1）治冷利久下。（《备急千金要方》）

（2）治产后冷热利，久下不止。（《圣济总录》）

妇人妊娠病方

桂枝汤

【歌括】

> 项强头痛汗憎风，桂芍生姜三两同。
>
> 枣十二枚甘二两，解肌还藉粥之功。

【仲景方药原文】桂枝三两（去皮）　芍药三两　甘草二两（炙）　生姜三两　大枣十二枚（擘①）

上五味，㕮咀②，以水七升，微火煮取三升，去滓。适寒温，服一升。服已须臾，啜热稀粥一升，以助药力；温覆令一时许，遍身漐漐③微似有汗者益佳，不可令如水淋漓。若一服汗出病差，停后服，不必尽剂。若不汗，更服依前法。又不汗，后服小促其间④，半日许令三服尽。若病重者，一日一夜服，周时⑤观之。服一剂尽，病证犹在者，更作服，若汗不出，乃服至二三剂。禁生冷、黏滑、肉面、五辛⑥、酒酪⑦、臭恶等物。

【注释】①擘（bò）：同"掰"，剖裂。用手把大枣掰开。

②㕮咀（fǔjǔ）：碎成小块。

③漐漐（zhízhí）：微汗潮润之状。《集韵·缉韵》："汗出貌。"《通雅》："小雨不辍也。"

④小促其间：稍微缩短服药的间隔时间。

⑤周时：一昼夜，即 24 小时。

⑥五辛：《本草纲目》以小蒜、大蒜、韭、芸苔、胡荽为五辛。此泛指有辛辣气味的食物。

⑦酪：指动物乳类及其制品。

【白话解】本方《伤寒论》中治疗太阳中风证，《金匮要略》治疗妊娠早期恶阻。本方既可对外解肌祛风，调和营卫，用于表虚外感；又可补虚损，调阴阳，用于内伤杂病，既安内又攘外。《伤寒论》中治疗出现颈项部肌肉筋脉牵强僵硬、头痛兼汗出恶风等中风症状；《金匮要略》治疗妊娠早期或产后，阴血亏虚，阴阳失恶阻或中风。本方由桂枝、芍药、生姜各三两、大枣十二枚、甘草二两组成。在服用时还需注意要啜热粥以增强药力。

【药物组成】桂枝　芍药　炙甘草　生姜　大枣

【功效】补虚损，调阴阳。

【方药分析】桂枝辛温，解肌祛风，实卫。芍药苦泄，和营益阴，实荣。二者相伍，有调和营卫之功。生姜辛散，大枣甘温，一者实营卫，一者健脾胃。炙甘草调和诸药。因此，桂枝汤通过调和脾胃，建立中气，以达到滋化源、充气血、调阴阳的功用，终达呕止之效，故可用于妊娠初期，脾胃虚弱的妊娠恶阻轻证，和产后中风表虚证。

【使用注意】

1. 药后啜粥：服用本方取汗，尤须注意啜热稀粥，以助药力。啜热粥益胃气，助药力，易酿汗，祛邪而不伤正。徐灵胎曰："桂枝本不能发汗，故须助以热粥。《内经》云：'谷入于胃，以传于肺'，肺主皮毛，汗所从出，啜粥充胃气，以达于肺也。"

2. 温覆微汗：温覆能助卫阳，利于出汗，但不宜覆盖太多，谓"遍身漐漐微似有汗者益佳"，以免汗出过多损伤正气，以达到遍身微似有汗者最佳。

3. 获效停药：以免过汗伤正。

4. 无汗续服：如辨证准确，药后无汗，证亦未发生变化，可以续服，甚至可以适当缩短服药的间隔时间，半天时间以完三服；病重者，可以日夜连服，24小时内可服二三剂，这里的关键是"病证犹在"四字，同时要加强对病人的严密观察，即所谓"周时观之"。

5. 服药忌口："禁生冷、黏滑、肉面、五辛、酒酪、臭恶等物。"以防伤胃恋邪，影响疗效。

【适应证】

1. 治疗妊娠早期恶阻属阴阳不和者：治妇人得平脉，阴脉小弱，其人渴，不能食，无寒热，名妊娠者，桂枝汤主之。（《金匮要略·妇人妊娠病》）

2. 治疗中风表虚证

（1）产后风，续之数十日不解，头微痛，恶寒，时时有热，心下闷，干呕汗出，虽久，阳旦证续在耳，可与阳旦汤（阳旦汤即桂枝汤）。（《金匮要略·产后病》）

（2）太阳中风，阳浮而阴弱，阳浮者，热自发，阴弱者，

汗自出，啬啬恶寒，淅淅恶风，翕翕发热，鼻鸣干呕者，桂枝汤主之。(《伤寒论》第 12 条)

（3）太阳病，头痛发热，汗出恶风，桂枝汤主之。(《伤寒论》第 13 条)

（4）太阳病，发热汗出者，此为荣弱卫强，故使汗出，欲救邪风者，宜桂枝汤。(《伤寒论》第 95 条)

（5）太阳病，外证未解，脉浮弱者，当以汗解，宜桂枝汤。(《伤寒论》第 42 条)

（6）产后风续之数十日不解，头微痛，恶寒，时时有热，心下闷，干呕，虽久，阳旦证续在耳，可与阳旦汤。(《金匮要略·妇人产后病》)

3. 治疗表邪未解

（1）太阳病，初服桂枝汤，反烦不解者，先刺风池、风府，却与桂枝汤则愈。(《伤寒论》第 24 条)

（2）伤寒发汗已解，半日许复烦，脉浮数者，可更发汗，宜桂枝汤。(《伤寒论》第 57 条)

（3）太阳病，外证未解，不可下也，下之为逆。欲解外者，宜桂枝汤。(《伤寒论》第 44 条)

（4）太阳病，先发汗不解，而复下之，脉浮者不愈。浮为在外，而反下之，故令不愈。今脉浮，故在外，当须解外则愈，宜桂枝汤。(《伤寒论》第 45 条)

（5）伤寒不大便六七日，头痛有热者，与承气汤。其小便清者，知不在里，仍在表也，当须发汗。若头痛者必衄，宜桂枝汤。(《伤寒论》第 56 条)

（6）太阳病，下之，其气上冲者，可与桂枝汤，方用前法。若不上冲者，不得与之。(《伤寒论》第 15 条)

（7）阳明病，脉迟，汗出多，微恶寒者，表未解也，可发汗，宜桂枝汤。（《伤寒论》第 234 条）

（8）吐利止，而身痛不休者，当消息和解其外，宜桂枝汤小和之。（《伤寒论》第 387 条）

4. 治疗营卫不和证

（1）病人脏无他病，时发热自汗出，而不愈者，此卫气不和也，先其时发汗则愈，宜桂枝汤。（《伤寒论》第 54 条）

（2）病常自汗出者，此为荣气和，荣气和者，外不谐，以卫气不共荣气谐和故尔。以荣行脉中，卫行脉外，复发其汗，荣卫和则愈，宜桂枝汤。（《伤寒论》第 53 条）

（3）服桂枝汤，大汗出，脉洪大者，与桂枝汤，如前法。（《伤寒论》第 25 条）

5. 治疗太阴外感：太阴病，脉浮者，可发汗，宜桂枝汤。（《伤寒论》第 276 条）

【按语】桂枝汤在《金匮》中一治疗阴阳失和，胃气上逆证；一治疗虚人外感。在《伤寒论》中治疗中风表虚证、表证余邪未解证、营卫不和证、太阴外感证等，各有异同，当比较互参。

桂枝茯苓丸

【歌括】

> 癥痼①未除恐害胎，胎安癥去悟新裁，
>
> 桂苓丹芍桃同等，气血阴阳本末该。

【仲景方药原文】桂枝　茯苓　牡丹（去心）　桃仁（去皮尖，熬）　芍药各等份

上五味，末之，炼蜜和丸，如兔屎大，每日食前服一丸。

不知，加至三丸。

【注释】①癥瘤：腹内瘀血停留，结而成块的病证。

【白话解】本方治疗妇人腹部癥病。素有癥瘕积聚，致妊娠后胎动不安或漏下不止，瘀不去则癥瘕不除，然化瘀消癥之时又恐伤胎，故在组方化裁时要两者兼备。方中用桂枝、茯苓、丹皮、桃仁、芍药各等量，此乃调和气血阴阳、扶正祛邪兼顾完备之方。

【药物组成】桂枝　茯苓　牡丹　桃仁　芍药

【功效】化瘀消癥，兼养血和血以安胎。

【方药分析】方中桂枝辛甘而温，温通血脉以行瘀滞，为君药。桃仁味苦甘平，活血化瘀消癥；丹皮味苦而微寒，活血以散瘀，又能清瘀久所化之热；芍药和血脉，缓急止痛；茯苓甘淡平，益脾气，利水以和血脉。丸以白蜜，甘缓而润，益气扶正，调和药性。诸药合用，共奏活血化瘀，缓消癥块之功，使瘀化癥消。

【使用注意】一般而言，妊娠期间，凡峻下、祛瘀、破血、耗气、散气，以及一切有毒药品都应慎用或禁用。但在病情需要的情况下，亦可适当选用，即所谓“有故无殒，亦无殒也”。然而此时用药仍须严格掌握剂量，“衰其大半而止”，以免伤胎。本方作用以活血消癥为主，一般属孕妇禁用或慎用，但又不得不用，仲景采用小剂量用药（方后注，先服一丸，不知加至三丸）和用丸剂的方法以减轻其副作用，达到祛邪以安胎的目的。

【适应证】

1. 治疗妇人癥病：妇人宿有癥病，经断未及三月，而得漏下不止，胎动在脐上者，为癥瘤害。妊娠六月动者，前三月经水利时，胎也。下血者，后断三月，衃也。所以血不止者，其癥不去故也，当下其癥，桂枝茯苓丸主之。（《金匮要略·妇人妊娠病》）

2. 治疗胎死腹中

（1）夺命丹（即本方）治妇人小产，下血过多，子死腹中，其人憎寒，手指、唇口、爪甲清白，面色黄黑；或胎上抢心，即闷厥欲死，冷汗自出，喘满不食；或食毒物，或误食草药，伤动胎气，下血不止。倘胎尚未损，服之可安；已死，服之可下。以蜜丸如弹子大，每服一丸，细嚼淡盐汤送下，速进两丸。至胎腐烂腹中，危甚者，定可取出。（《妇人良方》）

（2）催生汤（即本方改汤剂），候产妇腹痛，见胞浆已下，水煎热服，又夺命丸，治胞衣不下，并治死胎。（《济阴纲目》）

3. 催生及治疗产后恶露不尽：此方于产前则催生，在生后，则治恶露停滞，心腹疼痛，或发热憎寒者，又出死胎，下胞衣。胎前产后诸杂证，功效不可具述。又云，经水不通，虽通亦寡，或前或后，或一月两至，两月一至等，蓄泄失常者，皆用之无不效，每加大黄水煎可也。如积结成久癥，则非此方所主矣。（《方舆輗》）

4. 治拘挛上冲，心下悸，及经水有变，或胎动者。（《方极》）

胶艾汤

【歌括】

妊娠腹满[①]阻胎胞，二两芎䓖草与胶，
归艾各三芍四两，地黄六两去枝梢。

228

【仲景方药原文】芎䓖　阿胶　甘草各二两　艾叶　当归各三两　芍药四两　干地黄四两

上七味，以水五升，清酒三升，合煮，取三升，去滓，纳胶，令消尽，温服一升，日三服。不差，更作。

【注释】①腹满：据仲景原文文义，当为腹痛，宜从。

【白话解】该方治疗胞阻属冲任虚寒者。冲任虚损，不能温养胞胎、摄纳阴血，出现妊娠阴道下血伴腹痛，此称胞阻。当用胶艾汤治疗，方中组成为川芎、甘草、阿胶各二两，当归、艾叶各三两，芍药四两，地黄四两去枝梢。

【药物组成】川芎　阿胶　甘草　艾叶　当归　芍药　干地黄

【功效】温补冲任，固经止血。

【方药分析】方中阿胶甘平养血止血；艾叶苦辛温，温经止血安胎，二味皆为调经安胎，治崩止漏要药。生地、芍药、当归、川芎四物汤养血和血，化瘀生新，以防止血留瘀；甘草补中，调和诸药；加入清酒同煮者，可引药入血脉并增强温通之力。

【适应证】

1. 治疗妇科各种出血属冲任虚寒者

（1）妇人有漏下者，有半产后因续下血都不绝者，有妊娠下血者。假令妊娠腹中痛，为胞阻者，胶艾汤主之。（《金匮要略·妇人妊娠病》）

（2）治劳伤气血，冲任虚损，月水过多，淋漓漏下，连日不断，脐腹疼痛，及妊娠将撬失宜，胎动不安，腹痛下坠，或劳伤胞络，胞阻涌血，腰痛闷乱，或因伤动胎抢心，奔冲短气，及因产乳，冲任虚损，不能制约经血，淋漓不断，延引日

月渐成羸瘦。(《太平惠民和剂局方》)

（3）治漏下腹中痛。(《方极》)

2. 治疗妊娠胎动不安

（1）妊娠二三月，上至八九月，胎动不安，腹痛；妊娠二三月，上至八九月，其颠仆失踞，胎动不安，伤损腰腹痛欲死，若有所见及胎奔上抢心、短气。(《备急千金要方》)

（2）妇人颠蹶，胎动冲心，腹痛引腰股，或觉胎萎缩状，或下血不止者，用此方。胎未殒者即安，若胎殒者即产。(《类聚方广义》)

3. 治疗劳伤：治男子伤绝，或从高坠下伤五脏，微有唾血，甚者吐血，及金疮伤经者，大胶艾汤（即本方加干姜一两）煮服法后云，此汤治人产后崩漏，下血过多，虚喘欲死，腹中激痛下血不止者，神良。(《备急千金方》)

当归芍药散

【歌括】

妊娠疠痛①势绵绵，三两归芎润且宣，

芍药一斤泽减半，术苓四两妙盘旋。

【仲景方药原文】当归三两　芍药一斤　茯苓　白术各四两　泽泻半斤　川芎半斤（一作三两）

上六味，杵为散，取方寸匕，酒和，日三服。

【注释】①疠（jiǎo 或 xiū）痛：指拘急或绵绵而痛。

【白话解】该方治疗妊娠腹痛属肝脾失调者。胞中以血为事，怀孕后血聚养胎，阴血相对不足，肝体阴而用阳，肝血虚则血易滞，气机为之不畅；血不利则为水，水湿内停，脾气不运，故致肝脾不调，血运不畅，水湿阻滞，胎失所养。可见腹部拘急，绵绵作痛，小便不利，下肢浮肿，眩晕，或胎动不安，脉濡细，苔白，舌质淡红。本方可用当归、川芎各三两，既滋阴养血，又宣畅血脉以止痛；芍药一斤，泽泻半斤，茯苓、白术各四两，行健脾利湿之功，可谓方与病机相对，病与证兼而顾之。

【药物组成】当归　芍药　茯苓　白术　泽泻　川芎

【功效】养血疏肝，健脾利湿，止痛安胎。

【方药分析】方中当归养血行血，川芎善行血中之气，重用芍药养血，缓急止痛，三药共以调肝；泽泻用量亦重，意在渗利湿浊；白术、茯苓健脾除湿，三者合以治脾。肝血足则气条达，脾健运则湿邪除。

【适应证】

1. 治疗妊娠肝脾失调腹痛

（1）妇人怀娠，腹中疠痛，当归芍药散主之。（《金匮要略·妇人妊娠病》）

（2）妊娠腹中急痛用此方。（《医宗金鉴》）

（3）妊娠腹痛，多属血凝气郁，用当归芍药散者，以肝为血海，遂其性而畅达之也。（《中国医学大辞典》）

2. 各种肝脾失调证

（1）本人治妊娠腹中绞痛，心下急满从产后血晕，内虚气乏，崩中久利。常服通畅血脉，不生痛疡，消痰养胃，明目益精。（《三因极一病证方论》）

（2）此方主治妇人腹中疠痛和血利水之效。（《方函口诀》）

3. 治疗癥聚病症：本方最深之症，面色萎黄，腹中如有物而非块，又如包物之状，若是者，用之奇效。要是因血滞而

水亦滞者也。(《青州医谈》)

干姜人参半夏丸

【歌括】

呕吐迁延恶阻①名，胃中寒饮苦相萦，

参姜一两夏双两，姜汁糊丸古法精。

【仲景方药原文】干姜　人参各一两　半夏二两

上三味，末之，以生姜汁糊为丸，如梧子大，饮服十丸，日三服。

【注释】①恶阻：妊娠早期表现，以饮食减退，甚至呕吐为主，一般在妊娠3个月左右自行缓解。

【白话解】该方治疗恶阻重症属寒饮内停者：恶阻本是妇女妊娠常有的反应，多由妊娠时冲脉之气较盛，上逆犯胃所致，但妊娠反应多持续时间不长，一般可不药而愈。此方所致恶阻属于呕吐不止、病势较重、时间较长的重症。病机属胃气虚弱、寒饮内停、胃失和降所致，其呕吐物多为清水黏液，口不渴，喜热饮，并可见头眩、心悸、脉弦、苔白滑等证。方由干姜、人参各一两，半夏二两组成，生姜汁糊为丸。

【药物组成】干姜　人参　半夏　生姜汁

【功效】温中散寒化饮，益气止呕。

【方药分析】方中人参扶正补虚，干姜温中散寒，半夏、生姜汁蠲饮降逆，和胃止呕，四味药合用，共奏温中散寒，化饮降逆之功。

【使用注意】方中半夏、干姜均为妊娠禁慎药，但胃虚寒非此不除，方中人参既可益气补中，又可监制半夏、干姜，所以陈修园说："半夏得人参，不惟不碍胎，且能固胎"。本方只宜用于胃寒停饮，虚热呕吐不可用。方中半夏量不宜过大，宜用姜半夏，姜汁可改用生姜做水煎剂。

【适应证】治疗恶阻重症属寒饮内停者：

（1）妊娠呕吐不止，干姜人参半夏丸主之。（《金匮要略·妇人妊娠病》）

（2）本方以生姜汁炼蜜为丸。治胃反呕吐，甚则加茯苓更妙。（《金匮悬解》）

（3）治妊娠呕吐不止者，心下痞硬而干呕不止者。（《方机》）

（4）妊娠殊甚，不能服汤药者，用此方徐徐收效为宜，大便不通者，间服太簇丸，黄钟丸（即三黄丸）等。（《类聚方广义》）

当归贝母苦参丸

【歌括】

饮食如常小水难，妊娠郁热液因干，

苦参四两同归贝，饮服三丸至十丸。

【仲景方药原文】当归　贝母　苦参各四两

上三味，末之，炼蜜丸如小豆大，饮服三丸，加至十丸。

【白话解】本方治疗妊娠小便不利属血虚郁热者。妇女怀孕后，血虚有热，气郁化燥，移热膀胱，湿热伤津，又有肺气失宣，导致小便不利，淋漓涩痛。故用此方养血润燥，清热利湿，开郁利水。方由苦参、当归、贝母各四两，炼蜜为丸小豆大，每次饮服三丸，逐渐加量至十丸。

【药物组成】当归　贝母　苦参

【功效】养血润燥，清热利湿，开郁利水。

【方药分析】当归养血润燥，贝母清热开郁下气，以复水道通调，苦参清热燥湿。诸药合用，使血得濡养，热郁得开，湿热得除，水道通调，则小便自能畅利。

【适应证】治疗妊娠小便不利属血虚郁热者：

1. 妊娠小便难，饮食如故，归母苦参丸主之。（《金匮要略·妇人妊娠病》）

2. 孕妇小便不通，此胎压尿泡不得小便，心烦不卧，名曰转胞方（即本方）。（《验方新编》）

葵子茯苓散

【歌括】

头眩恶寒水气①干，胎前身重小便难，

一升葵子苓三两，米饮调和病即安。

【仲景方药原文】葵子一斤　茯苓三两

上二味，杵为散，饮服方寸匕，日三服，小便利则愈。

【注释】①水气：即水肿。妊娠水气，后世称"子肿"。

【白话解】该方治疗妊娠水气属水湿壅遏者。本证是由胎气影响，膀胱气化受阻，水湿停聚所致。水盛水肿则身重；水气阻遏卫阳，则洒淅恶寒；水湿内阻，清阳不升，故起则头眩。此非脾肾虚所致，关键在于水阻气化，而致小便不利。故用葵子茯苓散通窍利水，水湿下走，阳气宣通，气化复常。则诸症悉除。

【药物组成】葵子　茯苓

【功效】通窍利水，渗湿通阳。

【方药分析】方中葵子滑利通窍，茯苓淡渗利水，两药合用，利水通窍，渗湿通阳。

【使用注意】葵子，性滑利，后世列为妊娠禁忌药，此处取"有故无殒"之意，但临床用量宜慎重。量不宜大，不可久服，孕妇素体虚弱不宜用。

【适应证】

1. 妊娠水气属水湿壅遏者

（1）妊娠有水气，身重，小便不利，洒淅恶寒，起即头眩，葵子茯苓散主之。（《金匮要略·妇人妊娠病》）

（2）治妊娠小便不利，身重恶寒，起即头眩，及水肿者。（《妇人良方》）

（3）治妊娠得热病，五六日小便不利，热入五脏方，即本方二味各一两。（《千金翼方》）

2. 小便不利属正盛邪实者：治小便不利，心下悸，肿满者。（《方极》）

当归散

【歌括】

万物原来自土生，土中涵湿遂生生，

一斤芎芍归滋血，八术斤芩大化成。

【仲景方药原文】当归　黄芩　芍药　川芎各一斤　白术半斤

上五味，杵为散，酒饮服方寸匕，日再服。妊娠常服即易产，胎无疾苦。产后百病悉主之。

【白话解】本方治疗肝血不足，脾失健运，内生湿热的胎动不安。妇人妊娠后，最需重视肝脾两脏。因胎在母腹，全赖气血以养之。肝血足则胎得养，脾运健则气血充。若肝血不足，脾运不健，酿湿蕴热，则胞胎失养，影响胎儿，甚至可致胎动不安，故用当归散养血健脾，清热除湿，以祛病安胎。方由当归、黄芩、芍药、川芎各一斤，白术半斤组成。

【药物组成】当归　黄芩　芍药　川芎　白术

【功效】养血健脾，清化湿热。

【方药分析】方中当归、芍药补肝养血；配川芎则补而不滞；白术健脾除湿；黄芩燥湿清热，坚阴；合用之，使血虚得补，湿热得除，收到邪去胎自安，血足胎得养的效果。

【适应证】

1. 治疗肝血不足，脾失健运，内生湿热的胎动不安

（1）妇人妊娠，宜常服当归散主之。（《金匮要略·妇人妊娠病》）

（2）此方养血清热之剂也，瘦人血少有热，胎动不安，素曾半产者，皆宜服之，以清其源而无患也。（《丹溪心法》）

2. 治疗肝脾失调，湿热阻滞之月经不调

（1）本方证可以用于肝脾失调，湿热阻滞，以致月经后期量少，或行经时腹痛，属于血瘀气滞之痛经。（《金匮要略指南》）

（2）治月经不调，或三四月不行，或一月再至，腰腹疼痛。（《奇效良方》）

白术散

【歌括】

> 胎由土载术之功，养血相资妙有穷，
> 阴气上凌椒摄下，蛎潜龙性[①]得真诠。

【加减歌曰】

> 苦痛芍药加最美，心下毒痛倚芎是；
> 吐痛不食心又烦，加夏廿枚一细使；

醋浆水须服后吞，若还不呕药可止；

不解小麦煮汁尝，已后渴者大麦喜；

既愈常服勿轻抛，壶中阴阳大爕理。

【仲景方药原文】白术　川芎　蜀椒（去汗）各三分　牡蛎

上四味，杵为散，酒服一钱匕，日三服，夜一服。但苦痛，加芍药；心下毒痛，倍加川芎；心烦吐痛，不能食饮，加细辛一两，半夏大者二十枚。服之后，更以醋浆水服之。若呕，以醋浆水服之；复不解者，小麦汁服之；已后渴者，大麦粥服之。病虽愈，服之勿置。

【注释】①龙性：指水湿上逆。

【白话解】本方治疗脾虚寒湿的胎动不安。古人虽有多种养胎方法，但一般都是借防治疾病，达到安胎的效果。若孕妇素体健康，则无须服药安胎。惟禀赋薄弱，屡为半产或漏下者，则应予以调治。白术散证除治胎动不安之症外，尚有脘腹时痛，呕吐清涎，不思饮食，下白带，此属脾虚气弱，寒湿中阻所致。故用白术散健脾温中，散寒除湿以安胎。方中白术培土健脾，川芎养血而不滞，川椒散寒湿于下使其不上逆，牡蛎潜阳固涩。可谓抓住了根本。

【药物组成】白术　川芎　蜀椒　牡蛎

【功效】健脾温中，散寒除湿，安胎。

【方药分析】方中白术健脾除湿，川芎和肝舒气，蜀椒温中散寒，牡蛎收敛固涩，合而用之，共收温中除湿，健脾安胎之功。

【适应证】治疗胎动不安属脾虚寒湿者

1. 妊娠养胎，白术散主之。(《金匮要略·妇人妊娠病》)

2. 妊娠肥白有寒，恐其伤胎，宜服此。(《医宗金鉴》)

3. 妊娠心腹冷痛，胸腹有动，小便不利者。（《金匮今释》）

4. 白术散调补冲任，扶养胎气，治妊娠素有风冷，胎痿不长，或失于将理，动伤胎气，多致损坠，怀孕常服，壮气益血，保护胎脏。（《太平惠民和剂局方》）

【按语】妇人体质不同，妊娠得病有寒化热化之不同。当归散是血虚湿热不化，属热证者多；白术散则属脾虚寒湿逗留，属寒证者众。

妇人产后病方

小柴胡汤

（歌见呕吐）。

【按语】小柴胡汤在妇人产后病中用于治疗：①产妇阴血虚，阳气偏盛，夹邪气上冲，阴阳之气不相顺接的眩晕昏冒、但头汗出。②胃中有热、胆气上逆的呕而不能食、不大便。服小柴胡汤扶正祛邪，调和阴阳，和利枢机，使上焦得通，津液得下，胃气因和，大便得通，身濈然汗出而解。如仲景所述："产妇郁冒，其脉微弱，不能食，大便反坚，但头汗出。所以然者，血虚而厥，厥而必冒。冒家欲解，必大汗出。以血虚下厥，孤阳上出，故头汗出。所以产妇喜汗出者，亡阴血虚，阳气独盛，故当汗出，阴阳乃复。大便坚，呕不能食，小柴胡汤主之"。（《金匮要略·妇人产后病》）

大承气汤

（歌见痉病）。

【按语】本方在仲景产后病中治疗妇人产后大便难。常见的大便难服小柴胡汤后，可上焦得通，津液得下，胃气因和，大便得通。若仍不解，而又复发热，伴有腹部满痛，拒按，大便秘结，脉沉实，苔黄厚者，用大承气汤荡涤实邪，通下大便，使便结热除。如仲景所述："病解能食，七八日更发热者，此为胃实，大承气汤主之。"(《金匮要略·妇人产后病》)

本方在产后病篇还用于治疗产后瘀血内阻兼阳明里实证。产后出现少腹坚硬疼痛，常为瘀血内阻胞宫，当用破血逐瘀的下瘀血汤治疗。若兼有不大便，烦躁发热、日晡加剧夜则安静，不食、食则谵语等症，应是实热结于阳明胃肠之证。治当通腑泄热，主以大承气汤。如仲景所述："产后七八日，无太阳证，少腹坚痛，此恶露不尽，不大便，烦躁发热，切脉微实，再倍发热，日晡时烦躁者，不食，食则谵语，至夜即愈，宜大承气汤主之。热在里，结在膀胱也"。(《金匮要略·妇人产后病》)

当归生姜羊肉汤

（歌见寒疝）。

【按语】本方在仲景产后病中治疗产后血虚疼痛，与寒疝病篇病机治法同，如仲景言："产后腹中疗痛；并治腹中寒疝虚劳不足。"(《金匮要略·妇人产后病》)

枳实芍药散

【歌括】

满烦不卧腹疼频，枳实微烧芍等平，
羊肉汤方应反看，散调大麦稳而新。

【仲景方药原文】枳实（烧令黑，勿太过）　　芍药等份

239

上二味，杵为散，服方寸匕，日三服，并主痈脓，以麦粥下之。

【白话解】本方治疗气血郁滞成实的腹痛。产后腹痛有虚有实，当归生姜羊肉汤所论腹痛表现为腹痛绵绵，不烦不满，为里虚寒。本方证之腹痛兼烦满而不得卧，属于里实。因满痛俱见，病势较剧，故有不得安卧之症。这是因为产后气血郁滞所致。用行气散结、和血止痛的枳实芍药散治疗。方有枳实芍药等份研末，以麦粥送下，是祛邪而不伤正之意。

【药物组成】枳实　芍药　麦粥

【功效】破气散结，和血止痛。

【方药分析】方中枳实理气散结，炒黑入血分，能行血中之气；芍药和血止痛，大麦粥和胃安中，使破气之品不耗气伤中，三药合用使气血得以宣通，则腹痛烦满诸症自除。

【适应证】

1. 治疗气血郁滞成实的腹痛

（1）产后腹痛，烦满不得卧，枳实芍药散主之。（《金匮要略·妇人产后病》）

（2）治腹痛烦满者。（《方机》）

2. 治疗各种腹痛：治腹痛，宜生姜汁送下。（《雉闲焕》）

下瘀血汤

【歌括】

脐中着痛瘀为殃，廿粒桃仁三两黄，

更有䗪虫二十个，酒煎大下亦何伤。

【仲景方药原文】大黄二两　桃仁二十枚　䗪虫二十枚（熬，去足）

上三味，末之，炼蜜和为四丸，以酒一升，煎一丸，取八合，顿服之。新血下如豚肝。

【白话解】本方治疗产后瘀血内结腹痛。产后腹痛，属气血郁滞者，当用枳实芍药散行气和血。假如服药后病不愈者，可知病情较重，已非枳实芍药散所能胜任。究其原因，应考虑产后恶露不尽，瘀血凝着胞宫，其症当可见脐腹刺痛拒按，痛处固定不移，舌紫黯或有瘀点瘀斑，脉沉涩，证属瘀血内结，用下瘀血汤攻下逐瘀。方有大黄二两、桃仁二十枚、䗪虫二十枚为丸，酒煎，顿服。

【药物组成】大黄　桃仁　䗪虫　蜜　酒

【功效】破血散结，逐瘀通经。

【方药分析】方中大黄荡逐瘀血；桃仁润燥活血化瘀，祛瘀生新；䗪虫破结逐瘀。三药合用，破血之力峻猛，故以蜜为丸，缓和药性。以酒煎药，引入血分，助行药势。

【适应证】

1. 治疗产后瘀血内结腹痛、月经不调

（1）产妇腹痛，法当以枳实芍药散，假令不愈者，此为腹中有干血着脐下，宜下瘀血汤主之。亦主经水不利。（《金匮要略·妇人产后病》）

（2）治脐下毒痛，经水不利者。（《方极》）

（3）干血着脐下，故其痛不可忍，是以称毒痛。（《雉闲焕》）

2. 各种瘀血病症

（1）又因经水之变，凡攻瘀血剂皆可治打扑。（《雉闲焕》）

（2）下瘀血汤治血鼓腹大，腹皮上有青筋者，桃仁八钱，大

黄五分，䗪虫三个，甘遂五分（为末冲服，或八分），水煎服。与膈下逐瘀汤轮流服之安。(《医林改错》)

（3）下瘀血汤加干漆二两，荞麦糊为丸，治小儿疳积、癖块诸药无效，羸瘦胀满，不欲饮食，面身萎黄浮肿，唇舌刮白或殷红，肌肤素泽，心脏部跳动，如黄胖兼有尤龙者，有奇效。(《类聚方广义》)

阳旦汤

（歌见妊娠病桂枝汤）。

【按语】阳旦汤即桂枝汤，本方在产后病治疗产后中风证。产后营卫皆虚，易感风邪，可致太阳中风表证，正气较虚不易祛邪外出，邪气亦不甚，故病程迁延数十日。此时仍然用桂枝汤解表祛风，调和营卫。如仲景所述："产后风，续之数十日不解，头微痛，恶寒，时时有热，心下闷，干呕，汗出。虽久，阳旦证续在耳，可与阳旦汤。"(《金匮要略·妇人产后病》)

竹叶汤

【歌括】

喘热头疼面正红，一防桔桂草参同，
葛三姜五附枚一，枣十五枚竹把充。

【加减歌曰】

颈项强用大附抵，以大易小不同体，
呕为气逆更议加，半夏半升七次洗。

【仲景方药原文】竹叶一把　葛根三两　防风　桔梗　桂枝　人参　甘草各一两　附子一枚（炮）　大枣十五枚　生姜五两

上十味，以水一斗，煮取二升半，分温三服，温覆使汗出。颈项强，用大附子一枚，破之如豆大，煎药扬去沫。呕者，加半夏半升洗。

【白话解】本方治疗产后阳虚中风证。产后气血大虚，卫外不固，复感外邪，形成正虚邪实。发热头痛是病邪在表，面赤正喘是虚阳上越之象，如此里阳虚兼表热之证，若单纯解表祛邪，易致虚阳外脱；若但扶正补虚，又易助表热，故用竹叶汤扶阳解表，标本兼顾。方由竹叶一把，防风、桔梗、桂枝、人参、甘草各一两，葛根三两，附子一枚，大枣十五枚，生姜五两组成。

随症加减：颈项强用大附子一枚，附子不整用而要破之如豆大；呕者，加半夏半升洗七次。

【药物组成】竹叶　葛根　防风　桔梗　桂枝　人参　甘草　附子　大枣　生姜

【功效】扶正祛邪，表里兼治。

【方药分析】方中竹叶、葛根、桂枝、防风、桔梗解外之风热；人参、附子温阳益气，固里之脱；甘草、生姜、大枣调阴阳之气使其平。诸药合用，共奏扶正祛邪，表里兼顾之功。

【适应证】治疗产后阳虚中风证：产后，中风发热，面正赤，喘而头痛，竹叶汤主之。（《金匮要略·妇人产后病》）

竹皮大丸

【歌括】

　　　呕而烦乱乳中虚，二分石膏与竹茹，

　　　薇桂一分草七分，枣丸饮服效徐徐。

【加减歌曰】

　　　白薇退热绝神异，有热倍加君须记，

　　　柏得金气厚且深，叶叶西向归本位，

实中之仁又宁心，烦喘可加一分饵。

【仲景方药原文】生竹茹二分　石膏二分　桂枝一分　甘草七分　白薇一分

上五味，末之，枣肉和丸，弹子大，以饮服一丸，日三夜一服。有热者，倍白薇；烦喘者，加柏实一分。

【白话解】本方治疗产后虚热烦呕。由于妇人产后失血，复因哺乳，乳汁去多，导致气血亏虚，血虚生内热，又中气不足，胃失和降，故每当哺乳时，气血两虚益甚，虚热内扰更加显著，所以产妇烦乱、呕逆，痛苦不可名状。故用竹皮大丸清热降逆，安中益气。方有生竹茹、石膏各二分，桂枝一分，甘草七分，白薇一分为末，枣肉和丸服用。

【药物组成】生竹茹　石膏　桂枝　甘草　白薇　枣肉

【功效】安中益气，除烦止呕。

【方药分析】重用甘草，在于安中益气；配大枣补益脾胃；与桂枝配辛甘化阳。竹茹味甘微寒，清热止呕逆；石膏辛甘寒，清热除烦；白薇苦咸寒，善清阴分虚热。诸药合用，则中气建，内热清，而烦乱、呕逆自除。

【适应证】本方治疗产后虚热烦呕：

1. 妇人乳中虚，烦乱呕逆，安中益气，竹皮大丸主之。（《金匮要略·妇人产后病》）

2. 血热甚，烦乱呕逆，诸药不能入口者，见方有奇效。（《方函口诀》）

白头翁加甘草阿胶汤

【歌括】

　　　　白头方见伤寒歌，二两阿胶甘草和，
　　　　产后利成虚已极，滋而且缓莫轻过。

244

【仲景方药原文】白头翁 甘草 阿胶各二两 秦皮 黄连 柏皮各三两

上六味，以水七升，煮取二升半，纳胶，令消尽，分温三服。

【白话解】本方治疗产后热利伤阴。白头翁汤方歌见《伤寒方歌括》，白头翁汤为治疗热利下重的主方。现产后阴血不足，又见下利，使其阴血更伤，故曰"虚极"。以方测证，当有发热腹痛、里急后重、下利脓血等湿热壅滞肠道症状，尚有体倦、脉虚等。故用此方是白头翁汤加二两阿胶甘草，清热止利，补血益气，阿胶滋腻但加甘草，缓缓进补，不可轻视。

【药物组成】白头翁 甘草 阿胶 秦皮 黄连 柏皮

【功效】补血益气，清热止痢。

【方药分析】本方中白头翁汤清热止痢；加阿胶养血益阴；甘草补虚和中，使养阴不恋邪，诚如徐彬所言："假令虚极，不可无补，但非它味参术所宜，恶其壅而燥也；亦非苓泽淡渗可治，恐伤液也。唯甘草之甘凉，清中即所以补中，阿胶之滋润，去风即所以和血，以此治病，即以此为大补。"

【适应证】治疗产后热利伤阴。

1. 产后下利虚极，白头翁加甘草阿胶汤主之。(《金匮要略·妇人产后病》)

2. 治产后下利腹痛，荏苒不已，羸瘦不食，心悸身热，唇口干燥，便血急迫者。又云：痔核肛中热疼痛或便血者，若大便燥结加大黄。(《类聚方广义》)

3. 若白头翁汤证而又心烦不得眠或烦躁者，白头翁加甘草阿胶治之。(《方极》)

附　方

《千金》三物黄芩汤

【歌括】

妇人发露①得风伤，头不痛兮证可详，

肢苦但烦芩一两，地黄四两二参良。

【注释】①发露：发，暴露。露，露天，在室外。

【仲景方药原文】黄芩一两　苦参二两　干地黄四两

上三味，以水八升，煮取二升，温服一升，多吐下虫。

【白话解】本方治疗妇人产褥期四肢苦烦。妇人生产时由于不洁或保养不慎感受外邪，若从下而受，湿热内蕴，故不头痛；湿热内蕴，邪热入血，故四肢苦烦热。用三物黄芩汤治疗。该方由黄芩一两，地黄四两，苦参二两组成。

【药物组成】黄芩　苦参　干地黄

【功效】清热燥湿，滋阴养血。

【方药分析】方中黄芩、苦参清热除烦，且苦参又能燥湿杀虫；干地黄滋阴养血又凉血，三味共奏清热燥湿，滋阴养血之功。

【适应证】

1. 治疗妇人产褥期四肢苦烦属阴虚且有湿热者：治妇人在草蓐，自发露得风。四肢苦烦热，头痛者，与小柴胡汤。头不痛但烦者，此汤主之。（《金匮要略·妇人产后病》）

2. 治疗诸病属阴虚

（1）治骨蒸劳热久咳，男女诸血证，肢体烦热甚，口干舌燥，心气郁壅者；治每至夏月，手掌足心烦热难堪，夜间最甚，不能眠者；治诸失血后，身体烦热倦怠，手掌足下热更甚，唇舌干燥者。(《类聚方广义》)

（2）此方不限于褥劳，治妇人血证头痛有奇效；又治血劳亦用之。(《方函口诀》)

（3）1 例产后发热证，患者产后烦热，伴头痛如破，饮食不进，形体虚赢。予三物黄芩汤，服之四五日，烦热大减，头痛，时恶露再下，腰痛如折，再与小柴胡汤合四物汤，兼服鹿角霜而痊愈。(《金匮今释》)

（4）治心腹苦烦者。(《方极》)

《千金》内补当归建中汤

【歌括】

> 补中方用建中汤，四两当归去瘀良，
> 产后虚赢诸不足，调荣止痛补劳伤。

【加减歌曰】

> 服汤行瘀变崩伤，二两阿胶六地黄。
> 若厥生姜宜变换，温中止血用干姜。
> 当归未有川芎代，此法微茫请细详。

【仲景方药原文】当归四两　桂枝三两　芍药六两　生姜三两　甘草二两　大枣十二枚

上六味，以水一斗，煮取三升，分温三服，一日令尽。若大虚，加饴糖六两，汤成内之，于火上暖令饴消。若去血过多，崩伤内衄不止，加地黄六两、阿胶二两，合八味，汤成内阿胶。若无当归，以川芎代之；若无生姜，以干姜代之。

【白话解】本方治疗产后虚劳腹痛。妇女产后气血俱损，血海必然空虚，如果中州健运，则气血易复。假如中焦虚寒，运化无权，化源不足，则气血愈虚，在内不足以荣濡脏腑，充养经脉，故腹中拘急、绵绵作痛，或小腹拘急挛痛并牵引腰背作痛；在外不足以充养形体，故虚羸不足。治以小建中汤以建中州、益气血、缓急止痛。加当归四两，养血活血以祛瘀，加强温养气血，行血通络之力。

【药物组成】当归　桂枝　芍药　生姜　甘草　大枣

【功效】建中和血，散寒止痛。

【方药分析】本方即小建中汤加当归。方中小建中汤建中气以益气血，并能缓急止痛。当归养血活血以祛瘀，加强温养气血，通络止痛之力。诸药合用，中气建，气血生化有源，诸虚之证亦自解。故本方中亦为产后调补之剂。

【适应证】治疗产后虚劳腹痛：治妇人产后虚羸不足，腹中刺痛不止，吸吸少气，或苦少腹中急，摩痛，引腰背，不能食饮，产后一月，日得四五剂为善，令人强壮，宜。（《金匮要略·妇人产后病》）

妇人杂病方

小柴胡汤

（歌见呕吐）。

【按语】小柴胡汤在此篇中治疗妇人感受风邪热入血室证，治疗亦取《伤寒论》热入血室之治，即和解枢机，扶正达邪。

【适应证】热入血室证：

1. 妇人中风，七八日续来寒热，发作有时，经水适断，

此为热入血室，其血必结，故使如疟状，发作有时。（《金匮要略·妇人杂病》）

2. 妇人伤寒发热，经水适来，昼日明了，暮则谵语，如见鬼状者，此为热入血室，治之无犯胃气及上二焦，必自愈。（同上）

3. 妇人中风，发热恶寒，经水适来，得七八日，热除脉迟，身凉和，胸胁满，如结胸状，谵语者，此为热入血室也，当刺期门，随其实而取之。（同上）

4. 阳明病，下血谵语者，此为热入血室，但头汗出，当刺期门，随其实而泻之濈然汗出者愈。（同上）

5. 用本方治妇人风邪，带下色。（《济阴纲目》）

6. 以本方加生地，名为柴胡地黄汤，主治妇人产后往来寒热，少阳脉弦。（《东医宝鉴》）

7. 小柴胡汤治男女诸热出血，血热蕴隆，于本方加乌梅。（《直指方》）

半夏厚朴汤

【歌括】

状如炙脔①贴咽中，却是痰凝气不通，

半夏一升茯四两，五姜三朴二苏攻。

【仲景方药原文】半夏一升　厚朴三两　茯苓四两　生姜五两　干苏叶二两

上五味，以水七升，煮取四升，分温四服，日三夜一服。

【注释】①炙脔：肉切块名脔，炙脔即烤肉块。

【白话解】本方治疗妇人气滞痰凝之梅核气。妇人自觉咽中如有烤肉块梗阻不适，咯之不出、咽之不下，但与饮食吞咽并无妨碍，后世称之为"梅核气"。本病的发生，多因情志所伤，肝失调达而气机郁结，气郁则津液结聚而为痰，搏结于咽喉所致。宜用半夏厚朴汤主治。方中半夏一升，茯苓四两，生姜五两，厚朴三两，干苏叶二两。

【药物组成】 半夏　厚朴　茯苓　生姜　干苏叶

【功效】 开结化痰，顺气降逆。

【方药分析】 方中半夏辛温，开结涤痰，利咽喉；茯苓淡渗以利痰；厚朴之苦温，苦以降气，温以散结化饮；生姜辛温，散饮宣阳；苏叶其气辛香而轻浮，借以宣肺开郁，促使肝气调达，肺气宣通，郁结得解，痰凝自散。诸药合用，升降相济，散利相合，痰气并调，则标本兼治，炙脔得解。

【适应证】

1. 治疗妇人气滞痰凝之梅核气：

（1）妇人咽中如有炙脔，半夏厚朴汤主之。（《金匮要略·妇人杂病》）

（2）大七气汤（即本方）治喜怒不常，忧思兼并，多生悲恐，或时振惊，致脏气不平，憎寒发热，心腹胀满，旁冲两胁，上塞咽喉，有如炙脔，吐咽不下，皆七气所生。（《三因极一病证方论》）

（3）治咽中如炙脔，由胃寒乘肺，原津液聚而成痰，致肺管不利，气与痰相搏，故咽之不下，吐之不出，其脉涩者。（《全生指迷方》）

（4）七气汤（即本方苏叶改为苏子）治七气相干，阴阳不得升降，攻冲心腹作痛。（《三因极一病证方论》）

（5）治梅核气，用半夏厚朴汤加浮石，最有奇效。（《汉药神效》）

2. 治疗癥瘕属气滞痰凝者：治积块坚硬如石，形如大盘，坐卧不安，中满腹胀。(《证治大还》)

甘麦大枣汤

【歌括】

妇人脏躁欲悲伤，如有神灵太息长，

小麦一升三两草，十枚大枣力相当。

【仲景方药原文】甘草三两　小麦一升　大枣十枚

上三味，以水六升，煮取三升，温分三服。亦补脾气。

【白话解】本方治疗妇人脏躁。证见喜笑悲伤想哭，情绪多变幻，好像有神灵附体一样，常太息，呵欠频频，伸懒腰等。本证是因长期情志不遂，木郁不达，思虑过度，导致肝郁化火，耗伤阴液，或思虑耗神伤脾，导致心脾两虚，从而使脏阴不足，心神失养，发为脏躁。治用甘麦大枣汤补脾养心，缓急止躁。方由甘草三两，小麦一升，大枣十枚组成。

【药物组成】甘草　小麦　大枣

【功效】养心安神，润燥缓急。

【方药分析】方中三味药，皆性平而味甘。甘草、大枣甘缓，补中缓急而止躁；小麦甘润，养心肝，安心神，三味相合，共奏补脾养心、缓急止躁之效。

【适应证】

1. 治疗脏躁：妇人脏躁，喜悲伤欲哭，像如神灵所作，数欠伸，甘麦大枣汤主之。(《金匮要略·妇人杂病》)

2. 治妇人数欠伸，无故悲泣。(《本事方》)

3. 妇人无故悲泣，为脏躁也。大枣汤（即本方）治之妙。(《产科心法》)

4. 不论男女老少，妄悲伤啼哭者，一切用之有效；凡心疾急迫者，即可用也。(《方舆輗》)

5. 治急迫狂惊者。(《方极》)

6. 用于小儿啼泣不止者有速效。(《方函口诀》)

小青龙汤

(见痰饮)。

泻心汤

(见惊悸。)

温经汤

【歌括】

温经芎芍草归人，胶桂丹皮二两均。

半夏半升麦倍用，姜萸三两对君陈。

【仲景方药原文】吴茱萸三两　当归　川芎　芍药　人参　桂枝　牡丹(去心)　阿胶　甘草　生姜各二两　半夏半斤　麦门冬一升(去心)

上十二味，以水一斗，煮取三升，分温三服。亦主妇人少腹寒，久不受胎，兼取崩中去血，或月水来过多，及至期不来。

【白话解】本方治疗妇人冲任虚寒挟瘀的崩漏。妇人年已五十岁左右，天癸当竭，任脉虚，太冲脉衰少，阴虚生内热，可见薄暮发热，手足心热；并言曾经半产，瘀血久积，则唇口干燥，腹满。今复下血数十日不止，缘由冲任血少，瘀血阻滞，新血不得归经，故崩漏不止。本方证特点是虚瘀夹杂，寒热互见。适用于冲任虚寒、瘀血阻滞、兼见阴虚内热之崩漏。亦主妇人少腹寒久不受孕，或月经不调，如经期或前或后、经量或多或少、闭经等，用温经汤治疗。川芎、芍药、甘草、当归、人参、阿胶、桂枝、丹皮、生姜各二两，吴茱萸三两，半夏半升，麦门冬一升，但吴茱萸为君，生姜为臣。

【药物组成】吴茱萸　当归　川芎　芍药　人参　桂枝
阿胶　生姜　牡丹　甘草　半夏　麦门冬

【功效】温经散寒，养血化瘀。

【方药分析】吴茱萸、桂枝温经散寒，吴茱萸善于行气止痛，桂枝专擅温通经脉；阿胶、芍药、麦冬、当归、川芎滋阴养血，活血祛瘀；丹皮清泻血分中郁热兼祛瘀；半夏散结，人参、甘草、生姜补气温阳，助气血生化之源。本方被认为应用广泛，可统治带下病，为妇科调经之主方。

【适应证】治疗妇人冲任虚寒挟瘀的崩漏：

1. 妇人年五十所，病下利数十日不止，暮即发热，少腹里急，腹满，手掌烦热，唇口干燥，何也？师曰：此病属带下。何以故？曾经半产，瘀血在少腹不去。何以知之？其证唇口干燥，故知之。当以温经汤主之。（《金匮要略·妇人杂病》）

2. 治崩中下血，出血斛，服之即断，或月经来过多，或过期不来。（《备急千金要方》）

3. 治经阻不通，咳嗽便血，此肺热移于大肠。（《张氏医通》）

4. 妇人下腹上吊，腹胀，手足发热，唇燥或裂者，或因下利数十日不止者，或有月经不调，或闭经，或月经量过多者，或因寒证久不妊娠者，寒证者，皆宜。（《古方药囊》）

土瓜根散

【歌括】

带下端由瘀血停，月间再见不循经，

蘆瓜桂芍均相等，调协阴阳病自宁。

【仲景方药原文】土瓜根　芍药　桂枝　蘆虫各三分

上四味，杵为散，酒服方寸匕，日三服。

【白话解】本方治疗因瘀而致白带、漏下诸症。病人出现带下、经一月两次的漏下，皆由于经水不利，即血行不畅，血不循经，故有一月两至的病症，其经量少而色紫暗，少腹胀满而痛，按之不舒或拒按。或有白带异常。舌质紫暗或有瘀斑、瘀点。脉象多见沉迟或缓涩之象。故治用土瓜根散以破瘀通经，使瘀血去而痛止，经道畅通，则月经正常。方用土瓜根　芍药　桂枝　蘆虫各三两为散服用。

【药物组成】土瓜根　芍药　桂枝　蘆虫　酒

【功效】活血通脉。

【方药分析】方中土瓜根即王瓜根，主通经消瘀血；配桂枝通阳，行经络之滞；配芍药行阴，和阴止痛，阴阳调和经自利；蘆虫蠕动逐血，祛瘀生新。黄酒温养气血，助行药势。诸药合用，瘀血去则经水自畅。

【适应证】治疗瘀血所致带下、崩漏：

1. 带下，经水不利，少腹满痛，经一月再见者，土瓜根散主之。(《金匮要略·妇人杂病》)

2. 治少腹拘急，经水不利，或下白物者。(《方极》)

旋覆花汤

(歌见五脏风寒积聚病)。

254

【按语】旋覆花汤在"五脏风寒积聚病"篇治疗气血郁滞的肝着，而在本篇治疗妇人虚寒之半产漏下，脉见主虚主寒之革脉，似相矛盾，然正如尤在泾云："是以虚不可补，解其郁聚，即所以补，寒不可温，行其血气，即所以为温。"徐忠可亦云："盖虚而兼寒者，是有邪矣，故以开结为主，结开而漏止，其血自生，不必补也；若有邪而补，则邪盛而漏愈甚，未得益先得损矣。"漏下常有内多夹瘀之因，故治宜从肝经入手，助其生化之气，行其气血之滞。

【适应证】

1. 气血郁滞所致崩漏

（1）寸口脉弦而大，弦则为减，大则为芤，减则为寒，芤则为虚，寒虚相搏，此名曰革，妇人则半产漏下，旋覆花汤主之。（《金匮要略·妇人杂病》）

（2）虚风袭入膀胱，崩漏鲜血不止。（《张氏医通》）

2. 妊娠气血郁滞所致诸症

（1）治妊妇头目眩疼，壮热心躁。（《伤寒六书》）

（2）治病程久，其证有消瘦、目黄、痞块、失血、咳嗽、气喘、腰痛、脘痛等。据此，主要用于肝络血瘀证。（叶天士）

胶姜汤

【歌括】

> 胶姜方阙症犹藏，漏下陷经[①]黑色详，
> 姜性温提胶养血，刚柔运化配阴阳。

【注释】①陷经：即经气下陷，下血不止。

【白话解】胶姜汤治疗妇人陷经。妇人阴道漏下色黑，淋漓不止为"陷经"。所谓"陷经"，乃由冲任虚寒，气不摄血，

经气下陷所致。本方有名无方，但至少应有姜与阿胶两味，姜辛温，温养阳气；阿胶滋腻养血止血。两药阴阳相配，刚柔相济。

【药物组成】方缺。有人认为是干姜、阿胶二味煎服，或胶艾汤，可参。

【功效】调补冲任，固经止血。

【方药分析】生姜散寒升气，温举下陷之经气，摄血归经；阿胶养血止血。二味合用，温补冲任，固经止血。

【适应证】治疗妇人陷经：治妇人陷经，漏下黑不解，胶姜汤主之。（《金匮要略·妇人杂病》）

大黄甘遂汤

【歌括】

　　　小腹敦①形小水难，水同瘀血两弥漫，

　　　大黄四两遂胶二，顿服瘀行病自安。

【仲景方药原文】大黄四两　甘遂二两　阿胶二两

上三味，以水三升，煮取一升，顿服之，其血当下。

【注释】①敦（duì）：古代盛食物的器具，上下稍锐，中部肥大。

【白话解】本方治疗妇人水血并结血室。本病生于产后，妇人小腹满如敦状，此即有形之邪凝结于下焦，若小腹满而小便自利，膀胱气化正常，为蓄血；若小腹满而小便不利，口渴，为蓄水。今妇人小腹胀满，小便微难而不渴，则病不独在血，为水与血俱结于血室。血室虽与膀胱异道，膀胱是行水之腑，水着血室，膀胱气化不利，故小便微难。治用大黄甘遂汤破血利水，逐瘀散结。方中大黄四两，甘遂二两，阿胶二两。一次服下，使水血俱去，诸症即愈。

【药物组成】大黄　甘遂　阿胶

【功效】破血利水，逐瘀散结。

【方药分析】大黄荡涤瘀血；甘遂直达病所，攻逐水湿；因是产后，阿胶滋阴养血，补其不足，且有引药入血室的作用。三药合用，可祛瘀逐水并扶正。

【适应证】

1. 治疗妇人水血并结血室

（1）妇人少腹满如敦状，小便微难而不渴，生后者，此为水与血并结在血室也，大黄甘遂汤主之。（《金匮要略·妇人杂病》）

（2）治小腹漏如敦状，小便微难者，小腹绞痛坚满，手不可近者。（《方机》）

2. 治疗各种水血瘀结病症

（1）此方不特治产后，凡经水不调，男女癃闭，小腹痛者，淋毒沉滞，霉淋小腹满痛不可忍，连脓血者，皆能治之。（《类聚方广义》）

（2）如妇人小腹突然满急，小便不利者，有速效；又男子疝，小便闭塞，小腹满痛者，此方最验。（《方函口诀》）

抵当汤

【歌括】

　　大黄三两抵当汤，里指任冲不指胱。

　　虻蛭桃仁[①]各三十，攻其血下定其狂。

【仲景方药原文】水蛭三十枚（熬）　虻虫三十枚（熬、去翅足）桃仁二十个（去皮尖）　大黄三两（酒浸）

上四味，为末以水五升，煮取三升，去滓，温服一升。

【注释】①桃仁：据邓珍本《金匮要略》，本方桃仁为"二十个"，宜从。

【白话解】本方治瘀血内结成实之闭经。抵当汤在《伤寒论》中治疗血蓄膀胱，本篇所指为冲任血热随经入腑，血结胞宫。故妇人经水不以时下，甚则数月或数年经闭不行，少腹硬满结痛，或切诊腹不满，但病人自诉胀满，大便包黑易解，小便自利，甚至如狂发狂，脉象沉涩，属瘀结重证。故用抵当汤攻瘀破血以治其本。方中虻虫、水蛭各三十个，桃仁二十个，大黄三两。

【药物组成】水蛭　虻虫　桃仁　大黄

【功效】破血祛瘀。

【方药分析】抵当汤用水蛭、虻虫、桃仁，加酒洗大黄，可谓集活血化瘀药之大成，非一般活血剂所能比。水蛭、虻虫入肝经血分，善破瘀血，攻坚积莫过于此；桃仁破血逐瘀兼润干血、生新血；合大黄以酒渍之，其性轻扬，以行药势，既能活血祛瘀，又能荡涤邪热，有引瘀热下趋之用。四药合力破血逐瘀之峻剂，适应于脉证俱实者。

【使用注意】适用于瘀血久结、病势急重、体质不弱者。

【适应证】治疗瘀血内结成实之各种病症：

（1）妇人经水不利下，抵当汤主之。（《金匮要略·妇人杂病》）

（2）抵当汤亦治男子膀胱满急，而有瘀血者。（《金匮要略·妇人杂病》）

（3）阳明证，其人喜忘者，必有蓄血。所以然者，本有久瘀血，故令喜忘。屎虽硬，大便反易，其色必黑者，宜抵当汤下之。（《伤寒论》237条）

（4）病人无表里证，发热七八日，虽脉浮数者，可下之。假令已下，脉数不解，合热则消谷喜饥，至六七日，不大便者，有瘀血，宜抵当汤。（《伤寒论》257条）

（5）太阳病，六七日表证仍在，脉微而沉，反不结胸，其人发狂者，以热在下焦，少腹当硬满，小便自利者，下血乃愈。所以然者，以太阳随经，瘀热在里故也，抵当汤主之。（《伤寒论》124条）

（6）太阳病身黄，脉沉结，少腹硬，小便不利者，为无血也。小便自利，其人如狂者，血证谛也，抵当汤主之。（《伤寒论》125条）

（7）抵当汤治腹中有块，或妇人眼疾因血行不利者，及扑折损眼。（《眼科锦囊》）

（8）妇人经水不利者，弃置不治，后必发脑腹烦满，善饥喜，悲忧惊狂等证，或酿成偏枯瘫痪、劳瘵、鼓胀、噎膈等，遂至不起，宜早用抵当汤通畅血隧，以防后患。坠扑伤与瘀血滞，心腹胀满，二便不通者，或经闭少腹硬满，或眼目赤肿，疼痛不能瞻视者，或经水闭滞，腹底有癥，腹皮见青筋者，皆宜此方。（《类聚方广义》）

矾石丸

【歌括】

> 经凝成癖闭而坚①，白物②时流岂偶然，
>
> 矾石用三杏一分，服③时病去不迁延。

【仲景方药原文】 矾石三分（烧）　杏仁一分

上二味，末之，炼蜜和丸，枣核大，纳脏中④，剧者再纳之。

【注释】①经凝成癖闭而坚：经凝瘀血，坚结不散。

②白物：指白带。

③服：此指外纳阴中的用药方法。

④脏中：《医宗金鉴》认为：脏，阴内也。据文义，宜从。

【白话解】本方治疗妇人子宫有干血之下白带者。妇人经闭或经行不畅，内有干血，积而不散，郁久化热，而致腐化，症见白带频频，或阴痒。以局部外治，清局部湿热而止白带。矾石丸用矾石三分、杏仁一分，做栓剂，纳入阴中。

【药物组成】矾石　杏仁　蜜

【功效】清湿热止带。

【方药分析】矾石性寒燥湿，清热去腐，解毒杀虫，酸涩收敛，以除湿热止带；杏仁濡润；蜜导纳入阴道，使其得温则化，便于药物缓缓融化，滋润而不涩。本方不能去干血，尚需配合去瘀通经的内服药物，才能根治。

【适应证】带下症属瘀血湿热者：妇人经水闭不利，脏坚癖不止，中有干血，下白物，矾石丸主之。（《金匮要略·妇人杂病》）

红蓝花酒

【歌括】

> 六十二风义未详，腹中刺痛势彷徨，
>
> 治风先要行其血，一两蓝花酒煮尝。

【仲景方药原文】红蓝花一两

上一味，以酒一大升，煎减半，顿服一半。未止，再服。

【白话解】本方治疗血瘀腹痛。六十二种风已无据可考，现多宗魏荔彤"此六十二种之风名，不过言风之致证多端。为百病之长耳，妇人腹中经尽之时，及产子之后，胞宫空虚。

风邪入腹，扰乱气血，风血相搏，滞于胞中，故腹中刺痛。气血行风自灭。故用一两蓝花酒煮，活血行瘀，利气止痛。

【药物组成】红蓝花　酒

【功效】活血止痛。

【方药分析】方中红兰花即红花，味辛，活血祛瘀，酒味辛热，温通气血，以助红花之力，使气血得以畅通，以奏活血通经，血行风灭，化瘀止痛之功。

【适应证】治疗瘀血疼痛及下死胎：

1. 妇人六十二种风，及腹中血气刺痛，红蓝花酒主之。（《金匮要略·妇人杂病》）

2. 治热病胎死腹中，红蓝花酒者饮二三盏，即下。（《熊氏补遗》）

3. 治胎死不下。（《杨氏产乳方》）

4. 妇人经水来前，每惯腹痛，日本俗谓之月虫，可服砂糖汤，后用红花浸热酒服之有效。（《汉医神效方》）

当归芍药散

（见妊娠病）。

小建中汤

（歌见血痹虚劳）。

【按语】本方在《金匮》中用于治疗虚劳、黄疸。本篇所治病症为妇人中焦虚寒，不能温养所致腹中拘急疼痛或绵绵而痛，喜温喜按，可伴心悸虚烦，面色无华，舌质淡红，脉涩而弦等。与所治虚劳、黄疸的病机一致，属异病同治。仲景述其证为：妇人腹中痛。

肾气丸

【歌括】

温经暖肾整胞^①宫，丹泽苓三地八融，

四两蓣薯桂附一，端教系正肾元充。

【仲景方药原文】干地黄_{八两}　山药　山茱萸_{各四两}　泽泻
茯苓　牡丹皮_{各三两}　桂枝_{一两}　附子（炮）_{一两}

上八味，末之，炼蜜和丸梧子大，酒下十五丸，加至二十
五丸，日再服。

【注释】①胞：与"脬"同，即膀胱。

【白话解】本方治疗妇人转胞。妇人转胞，病在下焦膀胱，
故其主证为脐下急痛，小便不通。其病由于肾阳不足，气化不
行，以致膀胱之系缭绕不顺所致。肾气丸温阳化气，补益胞
宫，胞系畅通，使小便通利，则其病自愈。用丹皮、泽泻、茯
苓各三两，地黄八两，山药、山茱萸各四两，附子、桂枝各一
两。服药后使肾气得充，胞系了戾等证痊愈。

【药物组成】干地黄　山药　山茱萸　泽泻　茯苓　牡丹
皮　桂枝　附子

【功效】温肾化气，振奋元阳。

【方药分析】方中桂枝、附子温肾助阳，化气行水，为主
药；干地黄滋补肾阴，培阴血于下；山萸肉、山药滋补肝脾，
辅助滋补肾中之阴；泽泻、茯苓利水渗湿；丹皮活血以利水，
与补肾气药相配，意在补中寓泻，以使补而不滞。诸药配伍，
乃成助阳之弱以化水，滋阴之虚以生气，肾气振奋，则诸症
自愈。

【适应证】肾气虚诸病：

1. 妇人病，饮食如故，烦热不得卧，而反倚息者，何也？师曰：此名转胞，不得溺也，以胞系了戾，故致此病，但利小便则愈，宜肾气丸主之。（《金匮要略·妇人杂病》）

2. 虚劳腰痛，少腹拘急，小便不利者，八味肾气丸主之。（《金匮要略·血痹虚劳病》）

3. 夫短气有微饮，当从小便去之，苓桂术甘汤主之，肾气丸亦主之。（《金匮要略·痰饮咳嗽病》）

4. 男子消渴，小便反多，以饮一斗，小便一斗，肾气丸主之。（（《金匮要略·消渴小便不利病》））

5. 治脚气上入，少腹不仁。（《金匮要略·中风历节病》）

6. 八味肾气丸，治虚劳不足，大渴欲饮水，腰痛少腹拘急，小便不利。（《千金方》）

7. 八味丸治命门火衰，不能生土，以致脾胃虚寒，而患流注鹤膝等证，不能消溃收敛，或饮食少思，或饮而不化，或脐腹疼痛，夜多游溺。王冰注云：益火之源以消阴翳。即此方也。又治肾水不足，虚火上炎，发热作渴，舌苔生疮，或牙龈溃烂，咽喉作痛，形体憔悴寝汗等症，加五味子四两。（《薛氏医案》）

8. 今人入房甚而阳事愈举者，阴虚火动也。阳事先痿者，命门火衰也。是方于六味中加桂附以益命门之火，使作强之官得职矣。（《吴氏医方考》）

9. 治肾气虚乏，下元冷惫，腰腹疼痛，夜多溺，脚膝缓弱，肢体倦怠，面色黧黑，不思饮食。又治脚气上冲，少腹不仁及虚劳不足，渴欲饮水，腰重疼痛，少腹拘急，小便不利，或男子消渴，小便反多，妇人转胞，小便不通。（《太平惠民和剂局方》）

263

蛇床子散及狼牙汤

【歌括】

　　　　胞寒外候见阴寒，纳入蛇床佐粉安；

　　　　更有阴疮𧏾[①]烂者，狼牙三两洗何难。

【仲景方药原文】蛇床子仁

上一味，末之，以白粉少许，和令相得，如枣大，绵裹内之，自然温。

狼牙_{三两}

上一味，以水四升，煮取半升，以绵缠箸如茧[②]，浸汤沥阴中，日四遍。

【注释】①𧏾（nì）：指匿疮，又名阴蚀疮，指妇人阴中糜烂生疮。

②以绵缠箸如茧：箸，筷子。用棉花缠在筷子上如蚕茧大小。

【白话解】两方分别治疗下焦寒湿之带下及湿热下注之阴疮。下焦寒湿蕴结于下而成带下，伴有腰部重坠，自觉阴中冷等诸症，用蛇床子散和米粉如枣大，纳入阴中而愈。若下焦湿热蕴结于前阴，以致日久而阴中糜烂成疮，除有痒痛交加外，并伴有带浊淋漓，甚至有腥味，故后世方书为"阴疮"。治疗用狼牙汤煎水，棉花缠在筷子上，蘸药汁，纳入阴中。旨在清热燥湿，杀虫止痒。

【药物组成】蛇床子　狼牙

【功效】清热燥湿，杀虫止痒。

【方药分析】蛇床子，辛苦温，具有温肾助阳，暖宫散寒，燥湿杀虫止痒之效。但对于方中"白粉"问题，赵一德以为

"白粉即米粉"，而《药证》云："白粉即铅粉，今胡粉也。"究竟白粉为何物，迄今未有定论。

狼牙，《本经》："牙子，一名狼牙，味苦，寒，有毒。治邪气，热气，疥瘙，恶疡，疮，痔，去白虫"。狼牙，功能清热燥湿杀虫，主治疥瘙恶疡。

【适应证】

1. 蛇床子治疗下焦寒湿之带下

（1）蛇床子散方，温阴中坐药。（《金匮要略·妇人杂病》）

（2）治妇人阴痒，蛇床子一两，白矾二钱，煎汤频洗。（《集简方》）

（3）阴户生疮或痒，或痛，或肿，地骨皮，蛇床子煎汤熏洗甚效。（《验方新编》）

（4）痔疮肿痛不可忍，蛇床子煎汤熏洗。（《简便方》）

2. 狼牙治疗湿热下注之阴疮

（1）少阴脉滑而数者，阴中即生疮，阴中蚀疮烂者。（《金匮要略·妇人杂病》）

（2）治下白物，阴中痒，或有小疮者。（《方极》）

（3）治阴中痒者，以此汤洗之；眼目痒者亦然。（《方机》）

（4）崔氏疗阴中痛痒不可忍方：狼牙、蛇床子，煮作汤吃，日三。（《外台秘要》）

（5）治阴中痒入骨困方：狼牙两把，以水五升，煮取一升，洗之，一日五六度。（《备急千金要方》）

膏发煎

（歌见黄疸病）。

【按语】本方治疗胃肠燥结、腑气不畅之阴吹。阴吹是指前阴矢气，犹如后阴矢气一样，矢气之声，喧吁可闻，无臭味。本证因谷气之实，大便燥结，胃气下泄所致，以猪膏发煎补虚润燥，化瘀通便。方中猪脂润燥结；血余烊消以消瘀、通利二便，二味合用，则胃肠滑、瘀滞消、二便利，气机通畅，阴吹自止。正如仲景所述：胃气下泄，阴吹而正喧，此谷气之实也。（《金匮要略·妇人杂病》）

小儿疳虫蚀齿方

【歌括】

> 忽然出此小儿方，本治疳虫蚀齿良，
> 葶苈雄黄猪点烙，阙疑留与后推详。

【仲景方药原文】雄黄　葶苈

上二味，末之，取腊月猪脂，熔，以槐枝绵裹头四五枚，点药烙之。

【白话解】本方治疗小儿疳虫蚀齿。小儿胃中有疳热，则虫生而牙龈蚀烂，治用此方行气活血，消肿杀虫。方中葶苈、雄黄研末，以猪脂融化，点药烙之。后世医家均疑此非仲景方，故存疑待考。

【药物组成】雄黄　葶苈　猪脂　槐枝

【功效】行气活血，消肿杀虫。

【方药分析】方中雄黄、葶苈、猪脂、槐枝有通气行血、消肿杀虫的功能，另油脂初溶，乘热烙其局部，以杀蚀虫。

【适应证】小儿疳虫蚀齿。（《金匮要略·妇人杂病》）